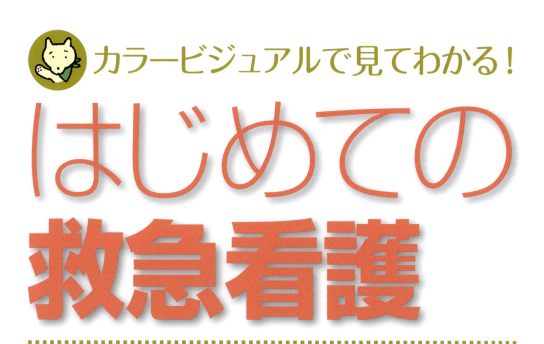

カラービジュアルで見てわかる！

はじめての救急看護

編集 ● 日本医科大学付属病院 看護師長／急性・重症患者看護専門看護師
佐藤 憲明

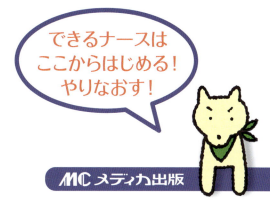

できるナースは
ここからはじめる！
やりなおす！

MC メディカ出版

はじめに

　救急患者の初期対応は，救命救急センターなどの初療室や救急外来のERで行われ，初期診断が行われます．初期診断では，全身の観察はもとより，患者や患者家族からの病歴の聴取や血液検査・画像診断といった精査を行います．この診断過程にはいくつかの根拠に則ったプロトコル（手順）があり，医師や看護師，技師の連携によって速やかに生命危機の回避を行います．この段階である程度の原因検索や救命のための初期対応が実施されますが，治療には手術やその後の集中治療が必要となります．一般的に救命救急センターを設置する施設では，救急患者を収容するための集中治療室を設けており，初療から集中治療の一連の流れをシームレスに保っています．このため，救急医療に携わる看護師は，救急患者の初期対応とその後の治療が円滑に進むために，救急診療の流れと初期対応が実施できる技術を修得する必要があります．また，心疾患患者の救急対応を行う施設，脳卒中の受け入れを専門とする施設，他にも精神科救急患者の対応を行う施設も同様です．救急患者に対応する人的資源の違いや環境の違いがあろうとも，救急患者の受け入れは，同様の流れで初期診療が行われ，生命危機の回避から集中治療の流れへと移行します．

　今回，この書で取り上げた内容は，救急医療現場に特有な疾患とその対応を行うための看護師の技術の向上を目指す目的で，若手の看護師にも理解ができるよう仕上げてみました．まだ遭遇したことのない疾患や，見たことはあっても触ったことのない医療機器をイラストや写真で示し分かりやすく解説を加えています．

　救急医療に携わる皆さんが今後学んでいくべきことは，出会った症例の振り返りを行うことはもちろんのこと，稀に遭遇する症例であっても行われるべき処置や治療が理解でき，看護師として対応するポイントをつかめる知識です．その知識を得るためには，さっそくこの書を手にしていただき，気になるところからでもよいのでご覧ください．願わくば，臨床実践の現場にも持参いただき，実際にあるものを見ながら読み解いていただくこともできるはずです．

　本書が，救急看護に携わる皆さんの指南書となり，日々の臨床実践に活用されますことを切望いたします．

　最後に本書の執筆に関わってくださった筆者の皆様に感謝申し上げます．

2018年1月

佐藤　憲明

カラービジュアルで見てわかる！
はじめての救急看護

CONTENTS

はじめに 3
編集・執筆者一覧 6

第1章　救急医療と看護師の役割
- 救急看護とは　予測性を持った対応 10
- 救急患者の受け入れ準備と環境調整 11
- ホットライン 12
- 電話トリアージ 13
- 救急患者の家族対応 15

第2章　救急患者への初期対応
- 院内トリアージ 18
- 救急患者の一次評価 22
- 救急患者の二次評価 25
- 患者の搬送 28

第3章　急性呼吸不全への対応
- 急性呼吸不全 32
- 動脈血液ガス分析 34
- パルスオキシメータ 36
- カプノメータ 37
- 胸部レントゲン撮影 38
- 緊急気管切開（経皮的気管切開） 40
- 輪状甲状靱帯穿刺 42
- 胸腔ドレーン 44
- NPPV 46

第4章　急性循環不全への対応
- ショック 50
- 動脈ライン確保，管理 52
- 骨髄内輸液法 54
- 心嚢ドレナージ 56
- 血液検査 58
- トロポニンテスト 59
- 急速輸液 60
- 輸血 61
- 心肺蘇生 62
- 除細動 65
- 経皮ペーシング 66

第5章　意識障害患者への対応

- 意識障害 ················· 68
- CT・MRI ················· 69
- ICPセンサー挿入と頭蓋内圧管理 ················· 72
- 腰椎穿刺 ················· 74
- 髄液漏を疑ったときの検査 ················· 76
- 脳室ドレナージ ················· 77

第6章　外傷患者への対応

- 外傷初期診療と対応 ················· 80
- 多発肋骨骨折 ················· 83
- 骨盤外傷（骨盤固定） ················· 85
- 脊髄損傷 ················· 86
- 圧迫止血 ················· 88
- 減張切開 ················· 90
- 骨折の固定 ················· 92
- 牽引療法（大腿骨骨折） ················· 94
- 熱傷処置 ················· 96

第7章　急性腹症への対応

- 急性腹症 ················· 100
- 腹部画像検査 ················· 101
- 消化器内視鏡検査 ················· 103
- 超音波検査 ················· 105
- S-Bチューブ ················· 108

第8章　異常体温への対応

- 熱中症 ················· 112
- 偶発性低体温症 ················· 115
- ブランケットの管理 ················· 118

第9章　中毒への対応

- 急性医薬品中毒の鑑別と対応 ················· 122
- 胃洗浄 ················· 123
- 硫化水素中毒 ················· 124
- 一酸化炭素中毒 ················· 125

第10章　救急領域の重要薬剤 ················· 127

引用・参考文献 ················· 136
さくいん ················· 140

編集・執筆者一覧

編集

佐藤憲明　日本医科大学付属病院 看護師長／急性・重症患者看護専門看護師

執筆

- 第1章p.10／第4章p.56〜57，p.65〜66
  佐藤憲明　日本医科大学付属病院 看護師長／急性・重症患者看護専門看護師
- 第1章p.11〜14
  石井恵利佳　獨協医科大学埼玉医療センター 救急看護認定看護師
- 第1章p.15〜16
  島 美貴子　市立砺波総合病院医療安全部 医療安全管理室長／救急看護認定看護師
- 第2章p.18〜21
  直井みつえ　済生会宇都宮病院救急外来 課長／救急看護認定看護師
- 第2章p.22〜27
  城田智之　前橋赤十字病院高度救命救急センター救急外来 救急看護認定看護師
- 第2章p.28〜29
  河合正成　敦賀市立看護大学看護学部看護学科 講師
- 第3章p.32〜35
  五十嵐佳奈　京都第一赤十字病院 看護師長／救急看護認定看護師
- 第3章p.36〜37
  安彦　武　東北大学病院心臓血管外科 診療看護師 副看護師長／救急看護認定看護師
- 第3章p.38〜39
  後藤順一　河北総合病院ER・ICU 急性・重症患者看護専門看護師
- 第3章p.40〜41
  山中雄一　大阪赤十字病院救命救急センター 看護師長／救急看護認定看護師／特定看護師
- 第3章p.42〜43
  中村香代　国立国際医療研究センターHCU病棟 看護師長／急性・重症患者看護専門看護師
- 第3章p.44〜45／第6章p.96〜97
  大麻康之　高知医療センター救命救急センター 救急看護認定看護師
- 第3章p.46〜48
  伊藤敬介　高知医療センター救命救急センター 看護科長／救急看護認定看護師
- 第4章p.50〜51
  稲村あづさ　大阪府看護協会教育研修部
- 第4章p.52〜53／第5章p.68〜71，p.78
  市村健二　株式会社T-ICUメディカルサポート部
- 第4章p.54〜55
  伊藤博希　日本医科大学付属病院 看護係長／救急看護認定看護師
- 第4章p.58〜59
  上澤弘美　総合病院土浦協同病院ER/EICU 看護師長／急性・重症患者看護専門看護師
- 第4章p.60〜61
  中野英代　佐賀大学医学部附属病院高度救命救急センター 救急看護認定看護師

- 第4章p.62〜64
  石川幸司　北海道科学大学保健医療学部看護学科 准教授／急性・重症患者看護専門看護師
- 第5章p.72〜73
  小川　謙　JCHO北海道病院 急性・重症患者看護専門看護師
- 第5章p.74〜76
  笠原真弓　浜松医療センター救命救急センター 看護長
- 第5章p.77〜78
  赤池麻奈美　東京女子医科大学東医療センター救命救急センターICU 主任／救急看護認定看護師
- 第6章p.80〜82
  小池伸享　前橋赤十字病院 救急看護認定看護師・群馬県立県民健康科学大学 臨床教授
- 第6章p.83〜84
  峯田雅寛　山形県立中央病院救命救急センター救急室 主任看護師／救急看護認定看護師
- 第6章p.85
  冨岡小百合　大阪府立中河内救命救急センター看護部 主査／急性・重症患者看護専門看護師
- 第6章p.86〜87
  小越優子　滋賀医科大学医学部附属病院医療安全管理部 看護師長／救急看護認定看護師
- 第6章p.88〜89
  加藤弘美　千葉県救急医療センター 救急看護認定看護師
- 第6章p.90〜91
  吉次育子　神戸大学医学部附属病院救急外来 副看護師長
- 第6章p.92〜95
  丹羽由美子　愛知医科大学病院高度救命救急センター救急外来 救急看護認定看護師
- 第7章p.100〜102
  福田ひろみ　徳島赤十字病院ICU 看護師長／急性・重症患者看護専門看護師
- 第7章p.103〜104
  小澤美津子　聖マリアンナ医科大学横浜市西部病院看護部 救急看護認定看護師
- 第7章p.105〜107
  渕本雅昭　東邦大学医療センター大森病院救命救急センター 急性・重症患者看護専門看護師
- 第7章p.108〜109
  溝江亜紀子　東京医科歯科大学医学部附属病院集中治療部・救命救急センター 看護師長／救急看護認定看護師
- 第8章p.112〜120
  寺地沙緒里　東海大学医学部附属病院集中治療室 副主任／急性・重症患者看護専門看護師
- 第9章p.122〜123
  谷島雅子　自治医科大学附属病院 急性・重症患者看護専門看護師
- 第9章p.124〜126
  星　豪人　筑波記念病院看護管理室 看護副部長／救急看護認定看護師

第1章

救急医療と看護師の役割

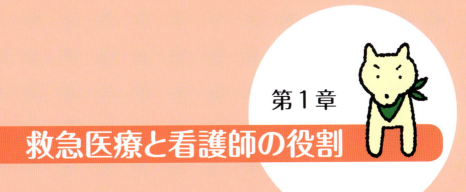

◆ 救急医療と看護師の役割

救急看護とは 予測性を持った対応

　救急患者は，急な事故や病気の発症，または慢性的な病気の急性増悪にある場合に早急な医療を受ける必要のある対象を指し，救急看護とはその対応と看護を行います．

　救急看護を実践するフィールドのほとんどは，救急外来（ER）や救命救急センターの初療室，または救急患者を対象とする集中治療室になりますが，昨今では，ドクターヘリやドクターカーなど病院外の救急患者に対応する場合も少なくありません．

　救急外来や救命センターでは，病院への到着前に患者の身体情報を入手することができますが，病院外活動では限りなくその情報が少ないため，全身状態の観察から一つのサインも見逃さず症状の悪化に対する予測的な対応が必要になります．

 ## 一つの症状で判断しない

　外傷で搬送された患者を受け持って観察していることを想像してください．あるとき患者のSpO₂が95％へと低下していました．たいていの看護師であれば，患者の呼吸困難感や呼吸音を聴取して，酸素投与や酸素量を増量するような対応を取ります．もちろんこの判断と対応は間違いではありません．しかし呼吸困難の原因が，多発肋骨骨折に伴う胸郭の動揺であったりするならば，胸郭の固定や疼痛管理を優先する必要があったのかもしれません．また，このような病態には，呼吸状態のサポートも必要ですが，より優先されるのは多発肋骨骨折への対応です．

　呼吸状態のサポートのみに執着していると，医師に対しても患者の呼吸状態が増悪したとの報告が優先されるために，その初期対応では気管挿管や人工呼吸管理が実施されるなどの過剰な治療が進められていることも少なくありません．もちろん医師による判断がより適切であれば，そこまでの治療には至らないかもしれませんが，看護師からの情報とその報告は，それだけ重要であることを理解しておく必要があります．

 ## 救急患者の観察は全身を把握すること

　先でも述べたように，救急患者の症状は様々ですが，一つの症状だけで捉えてしまうととても危険です．意識があり，話ができる患者であっても意識レベルの評価を行うこと，バイタルサインが安定していても呼吸数の変化や体温測定を行うことが鉄則です．何故ならとあえて説明を加えるほどではないかもしれませんが，胸部に異常のある患者にSpO₂の低下や呼吸困難が認められなくとも，初期症状で呼吸回数の増多や異常呼吸音が聴取できることは珍しくないからです．また，大抵の患者が「熱はありません」と答えますが，身体に炎症がある場合には発熱をしていることが多くあります．

　救急患者には，予測性を持った対応が必要ですが，そのためには予測ができるデータと情報をまとめておくことが何よりも肝要であることを知っておいてください．

救急患者の受け入れ準備と環境調整

患者の主訴や情報から状況評価と病態予測し，患者受け入れ体制を整えます．救急看護は患者到着前から始まっています．

受け入れ準備

患者情報を収集し，情報の整理・状況を予測

- 救急隊からの受入れ要請であれば，バイタルサイン・意識レベルは必ず聴取します．

患者の情報収集
- 年齢・性別
  病態診断，酸素マスクや挿管チューブなど必要物品の準備をするうえで重要な情報．
- 症状，状態
- （外傷であれば）受傷機転
  受傷機転によって受傷部位を予測する．
- 家族への連絡状況
  手術や検査・処置が必要となる場合，家族に説明し承諾を得ることが必要．また，既往歴や現病歴について家族からの情報は非常に有用．

→ **情報の整理・状況の予測**
- 疾患・病態の予測
  患者の症状から疾患・病態を予測する．これは，緊急度・重症度を判断するためにも有用．
- 緊急度・重症度の判断
  必要物品や薬剤の準備，スタッフの確保をするうえで必要な情報．

看護スタッフの確保と関係部署への連絡
- 緊急度や重症度に関する情報をもとに，必要な看護スタッフを確保します．
- 患者情報から疾患・病態を予測し，放射線科・検査科など関係部署へ連絡します．

必要物品・薬剤の準備および整備
- 予測される疾患・病態から，必要と思われる物品・薬剤などを準備します．
- 必要な物品は，性別や年齢などの情報からサイズを想定して，すぐに使用できるように点検しておきます．

Point!
- 医療機器は電源を入れ，使いやすい場所に配置しておきましょう．

標準予防策（スタンダードプリコーション）
- 患者と医療スタッフ双方の感染リスクを低減します．
- 救急外来や救命救急センターなどでは血液や痰，粘膜などに触れる機会が多いため，省略することなく実施しましょう．

Point!
- 医師と診察や治療プランなども情報交換しておくと，患者受け入れ後がスムーズとなります．

> **注意！** ◎救急外来では万全の準備がなされていて当然です．
> - 準備不足は初期治療の速やかな遂行を妨げ，またチームワークに悪影響を及ぼします．

◆ 救急医療と看護師の役割

 環境調整

患者のプライバシーの保護

- 脱衣が必要とされる場面も多いため，可能な限り閉ざされた空間で診察や治療が行えるようにします．
- 話し声や音にも注意を払いましょう．

室温調整

- 救急患者の多くは脱衣し，高体温・低体温となっている場合もあります．よって，患者の状態に応じて救急処置室の室温を調整します．

 これも覚えておこう！　患者私物の紛失

- 救急患者を受け入れた際に多々問題となることが，患者の私物の紛失です．脱衣した衣類・貴重品類などの所持品管理を明確にしておきましょう．

ホットライン

　ホットラインは病院の代表電話とは別の救急専用電話で，救急隊からの受信専用となっています．高度救命救急センター，救命センター，救急医療センターなど三次（高度）救急の多くは最初に医師が対応します．その他では訓練された看護師や院内の救急救命士が対応することもあります．

ホットラインのメリット

- 医師が対応する場合，医師の判断を直接救急隊員に伝えられることができるため，素早く救急医療，応急措置等を実施できます．
- 一般電話との回線が異なるため，回線が込み合ってなかなか通じないということがありません．

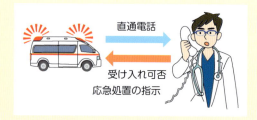

直通電話
受け入れ可否
応急処置の指示

外傷患者受け入れ要請

- 外傷患者においては，救急隊からMISTに沿ってのファーストコールがあります．
- ファーストコールでは，重要事項のみ情報伝達し，他のバイタルサインなどは第2報で行います．

MIST（ミスト）

M : Mechanism of injury	受傷機転
I : Injury site	損傷部位
S : Sign	現場でのショック状態やロードアンドゴーの適応理由となったサイン
T : Treatment	行った処置

電話トリアージ

患者を直接みたり，触れたりすることなく，電話の内容（問診）だけから症状を把握し，緊急度や重症度を判断したり，応急処置や来院方法を指導したりします．

Point!
- 救急患者の特徴を把握して対応します．
- 施設によって救急患者，救急車受け入れ手順が異なるため，自施設の診療体制を把握しておきましょう．

電話トリアージ

```
患者・家族・知人      他の医療機関       救急隊からの電話
からの直接電話        からの電話         （ホットライン）
    ↓                    ↓                    ↓
  受診相談           診療依頼・紹介      救急患者受入れ要請
                         ↓
                  電話対応・トリアージ
```

救急患者の特徴
- 年齢・性別を問わず老若男女，また，疾患も外傷を含め多岐にわたっています．
- 時間，場所を問わない突然の発症や受傷です．
- 軽症から生命の危機状態にある患者まで様々です．
- 患者のみならず家族も含め，不安や恐怖から精神的に混乱している場合が多いです．

網羅的に情報収集する
- 症状に焦点をあて情報収集（問診）します．
- 「OPQRST」（p.20参照），「LQQTSFA」などに沿って順番に質問をすると，必要事項を漏れなく情報収集できます．
- アレルギーや既往歴などは「SAMPLE」（p.20参照）に沿って収集します．

LQQTSFA

L：Location	部位
Q：Quality	性状
Q：Quantity	程度
T：Timing	時間経過（発症時期，持続時間，頻度，変化など）
S：Setting	発症状況
F：Factors	寛解・増悪因子
A：Associated symptoms	随伴症状

Point!
- 患者をみたり，患者に触れたりすることなく情報を収集するには，高度なコミュニケーション能力が必要です．

問診時の留意点
- 必要な情報に焦点をあてる．
- 症状に関して詳細に聞くときには，自由回答式の質問をする．
- 「刺すような痛みですか？」など具体例を出しながら質問する．
- 患者のみならず家族も含め，不安や恐怖から精神的に混乱している場合が多いことを考慮する．
- 共感しながら傾聴し，真摯な応対をする．

 注意！
- 電話口での話し方（息切れ，声が文節で途切れる，かすれるなど）から得られる身体情報もあります．

Point!
- 電話をかけてくる人が患者とは限りません．人を介すると情報が正確に伝わらないことがあるため，可能な限り患者本人と話すようにします．

❖ 救急医療と看護師の役割

得た情報から緊急度・重症度を判断する

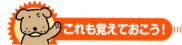 **これも覚えておこう！** 緊急度・重症度

- 緊急度：時間経過が生命の危険性を左右する程度
- 重症度：病態そのものが生命や機能予後に及ぼす程度

診療応需可能か否かを判断する

- 患者の状態（緊急度・重症度）とその時点での施設の診療体制から診療応需可能か否かを判断します．

 Point!
- 電話トリアージをする際には，あらかじめ自施設の診療応需の可否〔空床数，手術が可能か否か，医師（当直医師）〕の把握をしておく必要があります．
- 判断が難しい場合は，看護リーダー・医師に相談します．

来院方法，応急処置について指導する

- 救急車の要請，止血や冷却などの応急処置が必要かを判断し，患者・家族へ指導します．

 Point!
- 保険証に加え，お薬手帳，内服薬，健康手帳など診療の情報になりえるものを持参するよう説明しましょう．

 これも覚えておこう！ 待ち時間，診察の順番に関するトラブル

- 来院後，すぐに診察してもらえると思っている患者・家族がいます．
- 緊急度・重症度により診察の順番が変更となる可能性を予め説明しておきましょう．待ち時間・診察の順番に関するトラブル回避につながります．

注意！
- 看護師の電話対応がトラブルの引き金となることがあります．
- 多忙な救急外来であっても，真摯な態度で電話応対します．

 Point!
- たとえ根拠を説明できなくても，何か嫌な予感がした場合は，看護師としての直感を重要視し行動しましょう．

救急患者の家族対応

　救急医療現場では，急な出来事で家族はパニックになり平常の心理状態ではないことが予測されます[1]．どのような心理状態にあるのかを理解し，積極的傾聴する態度で対応していきましょう．また，家族ではない患者関係者と情報をやり取りすることもあります．患者を擁護し，個人情報に留意しながら多職種と連携し対応していくことが大切です．

 ## 家族が危機に陥りやすい要因

- 家族は突然の出来事に対する予測や準備がありません．
- 患者の死を想定してしまいます．
- 情報が十分に得られない状況です．

Point!
- まずは，医療者と家族の「立ち位置」「目線」「距離感」を意識して対応していきましょう．

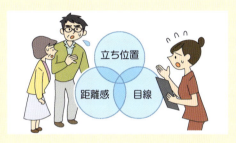

 ## 家族対応の場面

救急患者とともに搬送された家族への対応

　まずは，患者対応が優先されますが，家族対応も同時に行いましょう．そのためには，多職種と連携することも大切です．受付事務員，警備員などと協力し，家族が安心して待機できる待合室へ誘導してもらいます．その後は，家族対応が遅れてしまうことがないよう心がけましょう．

Point!
- 事前に家族対応するメンバーの調整
- 救急車から速やかに待合室へ案内
- 時間経過ごとの対応

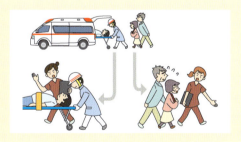

混乱をきたす家族への対応

　混乱が激しい場合，脅威となる様々な出来事や条件から家族を可能な限り保護することが必要です[2]．この時家族は，外界の刺激に敏感になり，ストレスに対して極めて脆弱になっていることを認識しましょう．つまり，非常に傷つきやすく，関わりによっては看護師の言動もストレスに感じることがあります．

◆ 救急医療と看護師の役割

> **Point!**
> - 感情を表出できる場所の提供．できれば一般診察患者・家族とは別室を準備します．
> - 立ち位置や目線など非言語的コミュニケーションスキルを活用し対応します．
> - 患者の状況を説明し早期に面会を実現します．

医療者や救急隊員に対して激怒する家族への対応

　家族は突然の出来事で精神的危機状態になり，時に感情を「怒り」として表出することがあります．怒りは第2次感情と呼ばれ，家族が激怒するには必ず理由があります．不安，ストレス，悲しみなど「何に激怒しているのか」という第1次感情を理解しましょう[3]．
　まずは，相手に対し肯定的関心を持ち，話しかける声のトーン・表情・態度を積極的傾聴に変え対応していきます[4]．そして，何に対して激怒しているのかを客観的に分析していきます．それには「聴く」スキルを身につけ対応していきましょう[5]．

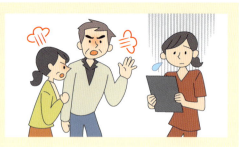

> **Point!**
> - 「怒り」の理由を客観的に分析し感情を理解します．
> - 肯定的関心を持ち，積極的傾聴で対応します．
> - 「怒り」の原因解決に向けた誘導を行います．

「聴く」スキル

ペーシング	相手と声のトーンや速さを合わせる．
うなずく・あいづちを打つ	言語と非言語の両方を使い分ける．
穏やかな表情	話の内容により表情を変える．
リフレイン	相手が話す言葉の一部を繰り返す．
答えを待つ	質問した際に，相手の答えを待つ．

コミュニケーションに時間がかかる家族への対応

　問診に時間がかかる，必要な情報が得られないなど，救急医療現場で迅速に情報を収集したくても適切なコミュニケーションがとれない場合があります．例えば，精神疾患のある家族，認知機能の低下した高齢者，介護施設の職員など関係者によっては情報収集に時間がかかります．このような場合は，社会背景を知り患者総合支援センターなど適切な職種と連携し，迅速に情報を得られるよう対応していきましょう．

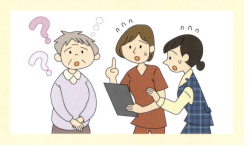

> **Point!**
> - 来院した関係者の社会的背景を確認します．
> - 的確な情報収集ができる関連部署と連携を図ります．
> - 困難事例はカンファレンスなどで振り返り，対応パターンを共有します．

第 2 章

救急患者への初期対応

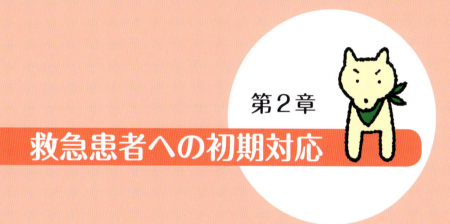

◆ 救急患者への初期対応

院内トリアージ

　救急外来の待合室で診察を待つ患者の中には，急いで処置を行わなければ，生命に危機を及ぼす緊急度の高い患者が潜んでいます．来院順に診察を行っていては，待合室での急変リスクを回避できません．診察を待つ患者が，安全に適切な医療を受けられるよう，診察前に医療者が患者の状態を評価し，緊急度の高い患者から迅速に適切な診療が受けられるよう優先順位を決めます．

 ## 院内トリアージ（緊急度判定）の定義

　院内トリアージ（緊急度判定）とは，診察前の患者の状態を評価し，緊急度・重症度を見極め，治療の優先性を判断することです[1]．
1．現在の症状を評価し，緊急度を決定する．
2．患者を緊急度判定のカテゴリーにはめる．
3．適切な治療を受けるまでの過程を決定する．
4．効果的・能率的に業務を遂行するために，適切な人的医療資源を割り当てる．

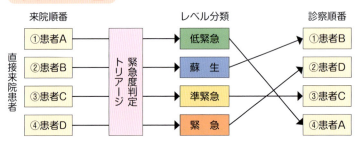

トリアージ図

 ## トリアージのカテゴリー（レベル）分類

- トリアージを行った後，緊急度に応じたカテゴリーに分類し，診察まで安全に待つことができるおおよその時間を決定します．
- カテゴリー分類は施設により異なり，3段階・4段階・5段階などが使用され，優先順位が一目でわかるようにしています．
- それぞれのレベルに合わせ，待合室での再評価の時間を定めています．

これも覚えておこう！　トリアージナース

- トリアージを行う人は，医療者であれば誰でもよい，というわけではありません．
- トリアージを行うには，病態に関する知識や身体的・精神的なアセスメントはもちろん，コミュニケーション能力や，マネジメント能力など，多くの能力が必要となります．
- 単に優先順位を付けるのではなく，患者や家族を安心させ，倫理的判断や擁護者としての役割も期待されています．
※ 診療報酬においては，院内トリアージ実施料の算定要件の中に，救急医療に関する3年以上の経験を有する専任の看護師が配置されること，と定められています．

5段階トリアージレベル分類の定義，再評価時間

緊急度レベル		定義	主な例	待合室での再評価
レベル1	蘇生レベル	生命または四肢を失う恐れ（または差し迫った悪化の危険）があり，積極的な治療が直ちに必要な状態	心肺停止あるいは心肺停止に近い状態，重症外傷，ショック，高度な意識障害など	即時対応ケアを継続する
レベル2	緊急	潜在的に生命や四肢の機能を失う恐れがあるため，医師による迅速な治療介入が必要な状態	中等度の意識障害，頭部外傷，突然発症の強い頭痛，発症早期の脳血管障害，化学物質による眼の暴露，心原性が疑われる胸痛，重篤な喘息発作・息切れ，痛みの強い腹痛・背部痛・鼠径部痛，バイタルサインが不安定な消化管出血性器出血，敗血症が疑われる発熱，脱水症状を伴う嘔吐・下痢，アナフィラキシー，抑うつ状態・自傷行為など	15分以内に
レベル3	準緊急	重篤化し，救急処置が必要になる潜在的な可能性がある状態．強い不快な症状を伴う場合があり，仕事を行う上で支障がある，または，日常生活にも支障がある状態	受傷機転はハイリスクだが意識清明で軽微な頭部外傷，体動に伴う胸痛，軽度から中等症の喘息発作，バイタルサインが安定している消化管出血，痛みのない少量の性器出血，痛みの強い骨折・脱臼・捻挫，抑うつ状態・自傷行為など	15分毎
レベル4	低緊急	患者の年齢に関連した症状，苦痛と感じる，潜在的に悪化を生じる可能性のある症状で，1〜2時間以内の治療開始や再評価が望ましい状態	意識清明で嘔気や頸部痛がない頭部外傷，緩徐発症で重篤ではない頭痛，痛みが軽度から中等度で視力障害を伴わない角膜異物，上気道感染の症状，中耳炎や外耳道炎が疑われる耳痛，息切れを伴わずバイタルサインの安定した胸痛・腹痛，慢性的な背部痛，軽度の外傷など	60分毎
レベル5	非緊急	急性期の症状だが緊急性のないもの，および増悪の有無にかかわらず慢性期症状の一部である場合．精査や治療を先延ばしにしても可能な場合もある．	軽度の外傷，咽頭痛，感冒症状，月経または閉経後の痛みのない性器出血，軽度の腹痛，脱水症状を伴わない嘔吐または下痢など	120分毎

日本救急医学会，日本救急看護学会，日本小児救急医学会，日本臨床救急医学会監修．緊急度判定支援システムJTAS 2017ガイドブック．東京，へるす出版，2017，16，20-34．より引用，一部改編

トリアージの手順

　直接来院患者の連絡を受けた看護師は，患者に接触しトリアージの判断プロセスに沿って，緊急度を判断していきます．

❶第一印象（重症感の評価）

- まずはABCDを迅速に評価します．
  A：Airway　気道（発声できない，いびき呼吸，舌根沈下，窒息など）
  B：Breathing　呼吸（呼吸数，深さ，努力呼吸，チアノーゼなど）
  C：Circulation　循環（冷汗著明，ショック状態など）
  D：Disability　意識状態（GCS 8点以下，昏睡など）

 ● ABCDに異常がある場合は，トリアージを中止し，人を集め処置が可能な診察室へと直ちに搬送します．

❖ 救急患者への初期対応

❷ 感染管理（必要時に応じた感染隔離）

- 感染性の高い疾患を疑うとき（発熱，咳嗽，喀痰，下痢，嘔吐，発疹など）は，感染予防策を実施し，二次感染を予防します．
  - ・空気感染予防：隔離，マスク装着
  - ・飛沫感染予防：咳エチケット，マスク装着など
- 感染症を疑う場合，トリアージを実施する適切な場所も検討します．

❸ 来院時症状の把握：問診，身体診察

- トリアージでは，患者の訴えや所見から，来院時の症状（主訴）をどうとらえたかが重要となります．例えば，患者が胸の痛みを訴えるときには，胃が痛い，気持ち悪い，肩が痛いなど様々な表現をします．その中から，胸痛という来院時症状を導き出し，緊急性の高い病態（急性心筋梗塞，急性大動脈解離，肺塞栓症，緊張性気胸など）を予測できることが必要です．
- 一番辛い症状は何か，何に不安を感じ来院したのか，患者や家族から直接聴取します．
- 複数の問診では漏れがないよう，短時間で聴取することが必要です．迅速かつ，簡潔に聴取できるよう，SAMPLEを活用する方法があります．
- 主訴に関する詳細な情報収集を行うための方法として，OPQRSTがあります．これらの方法を参考に，短時間で問診を行い，緊急性が高い病態をふまえながら，聴取を行います．
- 身体診察は，来院時症状に基づき，緊急度の高い病態を予測しながら，視診・聴診・触診・打診などの手技を用いて行います．

SAMPLE

- S：Symptoms　症状
- A：Allergy　アレルギー
- M：Medication　内服薬
- P：Past history／Pregnancy　既往歴／妊娠
- L：Last meal　最終飲食時刻
- E：Event／Environment　状況・何をしていたか・受傷機転／受傷現場の状況

OPQRST

- O：Onset　発症様式・経過：いつから？突然？徐々に？
- P：Provocation　誘因：痛みの原因があったか？どんな時によくなる？悪くなる？
- Q：Quality　性状・性質：どのような痛み？圧迫？鈍痛？絞扼感？どれくらい？
- R：Region／Radiation　症状の部位・放散：どこが痛い？
- S：Severity　症状の重症度：症状の程度は？最大を10とすると？
- T：Time course　時間経過：持続性？間欠的？痛みが悪化している？軽快？

❹ バイタルサイン測定

- 問診，身体診察と合わせて，バイタルサイン（呼吸数，脈拍数，血圧，体温，意識レベル）を評価します．
- バイタルサインは，年齢や既往歴など得た情報をふまえて評価していく必要があります．

❺ 緊急度レベル判定と場の選定

- 第一印象から得た所見，来院時主訴，身体所見，バイタルサイン測定などから得た情報に医学的知識と臨床経験，臨床推論を用いて情報を統合し分析します．その結果から病態を予測し，より精度の高い緊急度レベルを選択します．
- さらに，トリアージレベルをワンランクアップさせるハイリスク要因も考慮します．
- レベル判定後は，患者が診察まで安全に待つことができるよう，場の選定や調整を行います．
- 初期対応が必要な患者に対して，トリアージナースが処置を行うこともあります．

❻ 診察待ち患者の再評価を繰り返し行う

- 緊急性がないと判断された場合，レベルに応じた評価時間に沿って，再評価を行います．
- 再評価では，来院時症状の変化やバイタルサインの変化を確認し，状態の悪化があればレベルを上げ，医師に報告しておきます．
- 再評価を行った記録も記載しておきます．

 注意！
- 緊急度判定は，レベルを決定するために至った過程と，それを医師や看護師に伝えることが重要です．

救急患者への初期対応

トリアージの判断プロセス

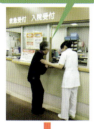
夕方から熱が出て，診てもらいたいんです

↓

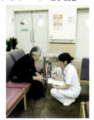
患者に合わせた場所でトリアージを実施

↓

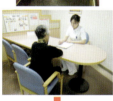
診察室や待合室など安全に待てる場所へ案内

↓

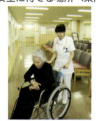

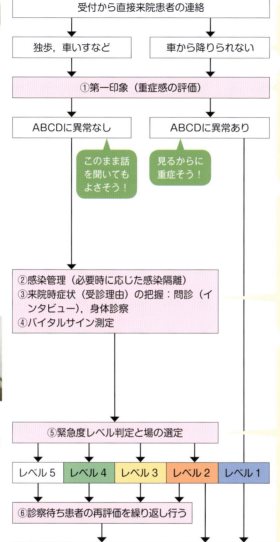

受付から直接来院患者の連絡
↓
独歩，車いすなど ／ 車から降りられない
↓
①第一印象（重症感の評価）
↓
ABCDに異常なし ／ ABCDに異常あり

このまま話を聞いてもよさそう！
見るからに重症そう！

②感染管理（必要時に応じた感染隔離）
③来院時症状（受診理由）の把握：問診（インタビュー），身体診察
④バイタルサイン測定

⑤緊急度レベル判定と場の選定
レベル5　レベル4　レベル3　レベル2　レベル1

⑥診察待ち患者の再評価を繰り返し行う
↓
初療室に入室，医師による診察開始

Point!
- 患者を実際に目で見て観察し状態を確認！

Point!
- ABCDを迅速に評価！
- 見た目の重症度を評価する．
- このままトリアージを継続するか，初療室に搬送するかを判断する．

Point!
問診のキーワード
- 重篤な既往歴
- 内服薬（抗凝固薬など）
- 免疫不全
- 高エネルギー外傷（受傷機転）
- 出血性素因
- 疼痛（強さ，部位，急性？慢性？）
これらのキーワードを拾い上げる！

Point!
患者の状態に合わせ，場を選定する！
- ショックバイタル，意識障害など：直ちに処置室に入室
- 胸痛：12誘導心電図検査が行える場所
- 呼吸困難，状態不安定：モニター管理が可能な場所など
- 痛み：ベッドなど安楽な姿勢がとれる場所など
- 創傷：創部が洗浄できる場所など

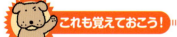

これも覚えておこう！　トリアージレベルを上げるキーワード[3]

これらのキーワードがあれば，レベルを上げて対応を行います．
- 2〜3カ月以下の乳児
- 超高齢者
- 免疫不全がある患者
- 在宅酸素療法を導入している患者
- 高度基礎疾患がある患者（心不全，腎不全など）
- 隔離を要する病歴
- 再来患者
- 高エネルギーの受傷機転
- 暴れる，危険行為，事件性，虐待，自殺企図
- 社会的に問題のある患者
- 未成年者だけでの来院

はじめての救急看護

◆ 救急患者への初期対応

救急患者の一次評価

救急患者の病態を簡単な器具（血圧計，モニター，SpO_2）と触診・聴診で，素早く心肺と神経機能のABCDEの評価を行うことです．しかし，救急患者の病態は常に変動しており，急激に重症化することも稀ではありません．一定の病態を持続的に示すわけでもなく，刻々と変化するのも特徴であり，継続的な観察が必要です．

 一次評価のアルゴリズム

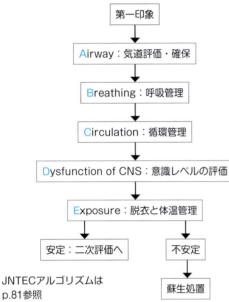

JNTECアルゴリズムは
p.81参照

 A（Airway）：気道

A（気道）の評価の目的は開通性を判定すること，つまり上気道の閉塞の有無を判定することです．
- 発語・発声はあるか．
- 息の通りはちゃんとあるか．
- 喉がゴロゴロしていないか．
- 喉がヒューヒューしていないか（狭窄音・喘鳴）．
- 口の中に何もないか．

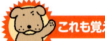 これも覚えておこう！

上気道の閉塞を示唆する初見

- 異常な呼吸音（いびきや甲高い吸気性喘鳴）
- 呼吸努力（p.33参照）があるにもかかわらず，気道音や呼吸音がない．

緊急時の対応

- 用手的気道確保（頭部後屈顎先挙上）
- 吸引（口腔・気管）
- 気管拡張薬（注射薬・ネブライザーなど）
- 異物除去
- 気管挿管

 第一印象

- 救急患者に接した最初の数秒で患者の全体的な状態を把握します．
- 意識状態・呼吸状態・循環状態に異常がないかを迅速に観察します．
- 緊急度，重症度の高い病態，すなわち処置や蘇生を直ちに行うかどうか見極めます．

 B（Breathing）：呼吸

B（呼吸）の評価の目的は，異常な呼吸を認識して早期に介入することです．
- 視診，聴診，触診，打診によって患者の呼吸状態を評価
- 呼吸数，呼吸音，呼吸様式を観察
- ちゃんと息をしているか，早いか・遅いか，胸は上がっているか，SpO_2の値はどうか．

緊急時の対応

- 酸素投与
- 補助換気（バッグバルブマスク，ジャクソンリース）

異常呼吸：呼吸数と深さの異常と疾患

頻呼吸	呼吸数：増加（25回/分以上） 呼吸の深さ：変化なし	肺炎・発熱 呼吸不全
徐呼吸	呼吸数：減少（12回/分以下） 呼吸の深さ：変化なし	頭蓋内圧亢進 麻薬中毒
多呼吸	呼吸数：増加 呼吸の深さ：増加	過換気症候群 肺塞栓など
少呼吸	呼吸数：減少 呼吸の深さ：減少	死亡直前 （死戦期呼吸）
過呼吸	呼吸数：変化なし（多少の増加） 呼吸の深さ：増加	神経症 過換気症候群
無呼吸	なし	心肺停止状態 頭蓋内圧亢進

クスマウル呼吸	ゆっくりとした深い規則的な呼吸 過炭酸ガス血症のため、炭酸ガス排出のための生体反応	糖尿病性ケトアシドーシス
チェーンストークス呼吸	呼吸数：変化あり（増減する） 呼吸の深さ：周期的に変化 無呼吸→過呼吸→減呼吸→無呼吸を繰り返す	心不全 尿毒症 脳出血 脳腫瘍
ビオー呼吸	不規則に速く深い呼吸が突然中断され無呼吸となり、また速く深い呼吸に戻る	脳腫瘍 脳外傷 髄膜炎
失調性呼吸	まったく不規則な呼吸	延髄障害 瀕死状態

C（Circulation）：循環

C（循環）の評価の目的は，ショックの有無を認識して早期に介入することです．
- 脈拍を触知にて確認
- 触知できるか，不整脈はないか．
- 皮膚は湿っていないか，冷たくないか．
- 血圧はどうか．

Point!
- ショックに至る前に身体は何かしらの代償機能を働かせて血圧を保持します．
- 早期にショックの徴候を察知して介入します．

ショックの5P徴候

1. 蒼白（pallor）
2. 虚脱（prostration）
3. 冷汗（perspiration）
4. 脈拍不触（pulselessness）
5. 呼吸不全（pulmonary insufficiency）

 これも覚えておこう！ **ショック指数（SI）**

ショック指数（SI）＝心拍数／収縮期血圧

◎0.5で正常，1以上で要注意！ （p.51参照）

血圧クイックチェック

橈骨動脈が触れる	収縮期血圧80mmHg以上
大腿動脈が触れる	収縮期血圧70mmHg以上
頸動脈が触れる	収縮期血圧60mmHg以上

緊急時の対応

- モニター装着
- 血圧測定
- 12誘導心電図
- 輸液
- 循環作動薬
- BLS（一次救命処置）

D（Disability）：神経学的障害

D（神経学的障害）の評価は，意識レベルの評価をすることです．
- 意識レベルの確認
- 瞳孔所見，麻痺の有無を確認

◆ 救急患者への初期対応

● 意識レベルの評価は，JCS（ジャパン・コーマ・スケール），GCS（グラスゴー・コーマ・スケール）を使用して評価します．

JCS

Ⅰ．刺激しないでも覚醒している状態（1桁で表現）	1．大体意識清明だが，今ひとつはっきりしない
	2．見当識障害がある
	3．自分の名前，生年月日が言えない
Ⅱ．刺激すると覚醒するが，刺激をやめると眠ってしまう状態（2桁で表現）	10．普通の呼びかけで容易に開眼する．合目的な運動（例えば，手を握る，話す）に応じ，言葉も出るが間違いも多い
	20．大きな声，体の揺さぶりによって開眼する．簡単な命令に応じる
	30．痛み刺激を加えつつ呼びかけを繰り返すと，かろうじて開眼する
Ⅲ．刺激しても覚醒しない状態（3桁で表現）	100．痛み刺激に対し，払いのけるような動作をする
	200．痛み刺激で少し手足を動かしたり，顔をしかめる
	300．痛み刺激に反応しない

GCS

観察項目		反応
開眼 （E：eye opening）	4	自発的に開眼する
	3	呼びかけにより開眼する
	2	痛み刺激により開眼する
	1	まったく開眼しない
最良言語 （V：best verbal response） 気管挿管中はVTと記載	5	見当識あり
	4	混乱した会話
	3	混乱した言葉
	2	理解不能の音声
	1	まったくなし
最良運動 （M：best motor response）	6	命令に従う
	5	疼痛部へ
	4	回避動作
	3	異常屈曲
	2	伸展する
	1	まったくなし

　これも覚えておこう！　**脳ヘルニア**

● 脳出血による血腫・脳腫瘍，外傷や脳梗塞後の脳浮腫，水頭症などで発症．

◎ **3大症状：頭痛，嘔吐，（眼底の）うっ血乳頭**

● この他，血圧上昇，徐脈などのクッシング現象，外転神経麻痺による複視，意識障害などが出現します．

E（Exposure）：脱衣と外表・体温

　E（脱衣と外表・体温）は，衣服を取り除き外表を観察して，体温を測定して保温に努めることです．
● 体温の異常はないか確認
● 低体温はないか，高体温はないか．
● 明らかな出血などの外傷を示唆する所見はないかを観察

● 全身の観察や処置のために患者の衣服を脱がせた際には，観察や処置の妨げにならない程度に保温を行い，低体温を予防するとともに，プライバシーを保護します．

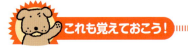　これも覚えておこう！

低体温

● 低体温は，出血傾向を助長し代謝性アシドーシス，凝固異常とともに生命を脅かす危険な因子です．
● 高体温も代謝・呼吸数に影響を及ぼします．

救急患者の二次評価

一次評価で呼吸・循環が安定したら，系統的な全身の観察をフィジカルアセスメントによって行っていき，根本治療の必要性を決定します．この観察は，Head to Toeで迅速に観察することで，生命維持機能状態を阻害するような変化があるかどうかアセスメントします．意識レベルの低下がなければ，病歴聴取から開始し，観察を進めます．

 二次評価のアルゴリズム

病歴聴取：
SAMPLE, OPQRST
→
身体状態の詳細な観察
・頭部，顔面
・頸部
・胸部
・腹部
・骨盤
・四肢
検査
・血液検査
・単純X線撮影
・FAST
・CT検査
→
治療
・外科的治療
・内科的治療

 病歴聴取

- 漏れなく迅速・簡潔に行います．
- 患者から聴取できない場合は，救急隊・家族などから聴取します．

Point!
- SAMPLE, OPQRST（p.20参照）に沿って系統立った病歴聴取を行います．

 身体の観察

- 身体前面を頭から足の爪先（Head to Toe）まで観察します．
- 訴えを聴取しつつ，視診→聴診→触診→打診の順に進めます．

Point!
- 観察者の五感を駆使した観察を．
- 患者の主訴だけに注目せず，全身を迅速かつ的確に観察することが大切です．

頭部・顔面の観察

- 意識レベル，顔色，表情，顔貌を観察します．

頭蓋内病変の徴候	瞳孔所見，バトル徴候，ブラックアイ，痙攣，頸部硬直
外傷の有無	創傷，出血，腫脹，疼痛，骨の動揺，口鼻腔の異常，外耳道の異常

Point!
- 頭蓋内病変の存在に注意が必要です．
- 意識障害の要因は頭蓋内病変以外にもありえます（AIUEOTIPS：アイウエオチップス）．
- 下顎骨折，口腔内出血がある場合は，気道閉塞の要因になりうるので注意が必要です．
- 鼻出血・外耳道出血は髄液漏の可能性もあるので注意が必要です．

救急患者への初期対応

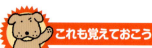
これも覚えておこう！ 意識障害の鑑別

A	Alcohol：アルコール（ビタミンB_1欠乏症），Apoplexy：脳卒中，Acidosis：代謝性アシドーシス（循環不全）
I	Insulin（インスリン）：低血糖・糖尿病性ケトアシドーシス，非ケトン性高浸透圧性昏睡
U	Uremia（尿毒症）
E	Encephalopathy（脳症）：肝性脳症，副腎不全による二次性脳症，高血圧性脳症，Endocrinopathy（内分泌疾患）：粘液水腫，甲状腺クリーゼ，Electrolytes（電解質異常）
O	Oxygen（低酸素血症），Opiate（薬物中毒）
T	Trauma（頭部外傷），Temperature（高・低体温）
I	Infection（感染症）
P	Psychiatric（精神疾患），Porphyria（ポルフィリア）
S	Stroke/SAH（脳血管障害），Seizure（痙攣重積），Syncope（失神），Shock（ショック）

頸部の観察

● 頸部外見上の異常，甲状腺腫大を観察します．

気道・呼吸異常の兆候	頸静脈の怒張，皮下気腫，気管の偏位，呼吸補助筋の使用，嗄声
外傷の有無	創傷，出血，腫脹，後頸部圧痛

注意！
● 気道，呼吸の異常
● 後頸部の圧痛があれば脊髄損傷の可能性も

胸部の観察

呼吸系の異常	呼吸困難，奇異呼吸，呼吸音左右差，異常呼吸音，皮下気腫
循環器系の異常	異常心音，心音減弱，奇脈，不整脈，徐脈，高・低血圧，動悸，胸痛
外傷の有無	創傷，出血，打撲痕，胸郭の変形，骨の動揺，疼痛，腫脹

Point!
● 問診，聴診，触診，打診を総合してのフィジカルアセスメントが重要です．
● 早期より酸素投与し，SpO_2のモニタリングを行います．

注意！
● 呼吸器系の異常がある場合は，低酸素血症に注意
● 生命危機に至る病変に注意

これも覚えておこう！ 生命危機に至る病変

5大胸痛

急性冠症候群*
急性大動脈解離
肺塞栓症
緊張性気胸
食道破裂

＊ACS：acute coronary syndrome

致死的胸部外傷（TAFな3X）

心タンポナーデ（Tamponade）
気道閉塞（Airway obstruction）
フレイルチェスト（Flail chest）
緊張性気胸（Tension pneumothorax）
大量の血胸（Massive hemopneumothorax）
開放性気胸（Open pneumothorax）

p.84参照

腹部の観察

腹壁の異常	腹満，緊張，筋性防御，ヘルニアの膨隆，腹痛（鈍痛・仙痛・激痛・圧痛），嘔気，嘔吐，下痢，鼓腸，腹水
消化管出血の存在	吐血，下血
臓器障害のサイン	重症急性膵炎，門脈圧亢進症，肝硬変，イレウス
外傷の有無	創傷，出血，打撲痕，腹部血管損傷

Point!
- 問診，聴診，触診，打診を総合してのフィジカルアセスメントが重要です．
- 腹痛の部位をとらえます．
- 腹壁の観察は仰臥位で両膝を屈曲させて観察します．
- 腹痛の程度（鈍痛・仙痛・激痛）と間欠性か持続性か？

注意!
- 外傷の場合は，腹腔内出血・臓器損傷の存在と循環状態に注意
- 女性の場合は，婦人科系疾患，妊娠に伴う異常も考えます．

骨盤の観察

骨盤内臓器損傷の存在	陰部の腫脹，血尿の有無，腹痛
外傷の有無	創傷，出血，打撲痕，腰・殿部痛，下肢長差，下肢の異常肢位

Point!
- 肉眼的血尿や腹部異常を伴っている場合は，骨盤内臓器損傷を疑います．
- 骨盤骨折の場合は，ショックへと移行することが多いため，注意が必要です．

四肢の観察

- 末梢動脈の触知，皮膚の色，冷汗，湿潤の有無を観察します．

神経障害の存在	知覚，運動，しびれ，麻痺，左右差，異常肢位
外傷の有無	創傷，出血，変形，動揺，腫脹，疼痛
その他	浮腫（心不全・腎不全の存在）

Point!
- 頭蓋内病変，脊椎・脊髄損傷の存在も視野に入れます．
- 血行，神経障害を来していないか局所だけでなく末梢にかけて観察します．

注意!
- 皮膚の蒼白・冷汗・湿潤はショックサイン
- 骨折，脱臼の存在に注意

検査

二次評価では，各損傷部を診断するためにそれぞれ特異的な検査が行われます．
- 血液検査
- 単純X線撮影
- 超音波検査（FAST）
- CT検査
- 血管造影検査

Point!
- 検査は一次評価によって全身状態が安定したのちに行う必要があります．

◆ 救急患者への初期対応

患者の搬送

救急外来（初療室）から，検査や治療，入院のために患者を搬送します．患者の搬送について最も重要なことは，目的場所まで安全に搬送することです．

患者の搬送で大切なこと

①患者の安全を確保，②継続した患者の観察，③緊急時の連絡手段の確保，④搬送中の急変時対応です．

搬送時の患者の安全確保

❶ 停止時のストッパー

❷ ドレーン，コードの確認

Point!
- 柵を上げる前後で，輸液路やドレーン，機器のコードなどを挟んでいないか目視します．

❸ モニターの位置

Point! ● モニターは患者の足下など安定した場所に置きます．

注意！
◎ 患者の身体に載せない．

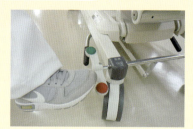

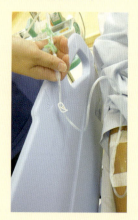

❹ 介助者の姿勢

Point!
- 無理な姿勢での搬送をしません．
- 常に輸液路にゆとりがある状態で搬送します．

注意！
● 無理することは移動が困難であるばかりでなく，患者の安全を損ねます．

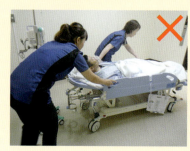

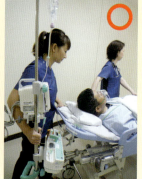

❺ 段差に注意

Point!
- 少しでも段差があるところは，患者に刺激を与えないような配慮をします．

注意!
- くも膜下出血や大動脈解離などでは，わずかな振動が出血の危険を高めます．

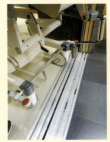
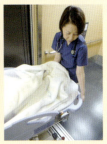

搬送中の患者観察は密に

❶ 常にモニターが見える

Point!
- 医師にモニターが見えるようにします．

注意!
- 医師が同行しない場合は，看護師1人がモニターを常時観察します．

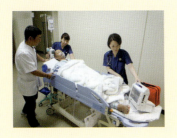

❷ 継続した患者の観察

Point!
- 患者の顔色，意識，呼吸を中心に観察します．
- ときどき，皮膚や橈骨動脈に触れて，冷感や湿潤，脈拍の速さ・リズム・強さを観察します．

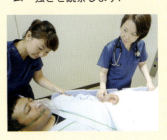

患者の異常

❶ 搬送中の緊急連絡手段の確保

Point!
- 異常があれば，搬送中でも速やかに連絡します．

注意!
- ◎ 患者から離れない．

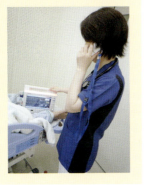

❷ 搬送中の急変時対応

Point!
- いつでも急変対応できるように，必要な緊急器材は患者と一緒に運びます．

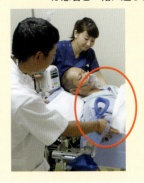

MEMO

第 3 章
急性呼吸不全への対応

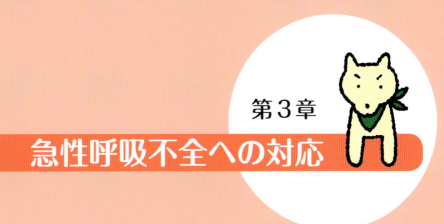

❖ 急性呼吸不全への対応

急性呼吸不全

原因のいかんを問わず，動脈血ガス，特にPaO_2，$PaCO_2$が異常な値を示し，そのために生体が正常な機能を営めなくなった状態が呼吸不全です．比較的短い時間で急速に起こってきた場合を急性呼吸不全と呼びます．

 ## 呼吸不全の分類

呼吸不全＝$PaO_2 < 60$ Torr

Ⅰ型呼吸不全
酸素化障害
・シャント
・換気血流比不均等
・拡散障害

混合型

Ⅱ型呼吸不全
換気障害
・肺胞低換気

$PaCO_2 > 45$ Torr

Point!
- 酸素分圧が60Torr未満になると組織への酸素供給が著しく低下します．
- $PaCO_2$が45Torr以上か否かによって2型に分類されます．

注意！
- P/F比（PaO_2/F_IO_2）≦300で重症の呼吸不全です．

 ## 原因疾患

A：気道
異物
血管神経性浮腫
アナフィラキシー

B：呼吸（肺）
肺動脈塞栓症
COPD急性増悪
喘息
気胸
肺炎
肺実質疾患
非心原性肺水腫
肺実質外傷

D：神経（中枢神経）
脳卒中
神経筋疾患

C：循環（心原性）
虚血性心疾患
急性心不全，高拍出性心不全，心原性肺水腫
その他の心疾患（心筋炎・弁膜症，重症不整脈など）
外傷（心タンポナーデなど）

E：環境因子，その他の異常
中毒
低体温・高体温症
代謝性疾患
敗血症
高度貧血
胸腔内占拠性病変・腹腔内占拠性病変

Point!
- 呼吸器疾患に限らず様々な原因があります．
- 初療では，鑑別のためにABCDEアプローチ（p.22参照）で異常をとらえましょう．

急性呼吸不全への対応

重症呼吸不全のサイン

① 著明な努力呼吸：頻呼吸で，呼吸補助筋である胸鎖乳突筋，斜角筋，僧帽筋を使用する．

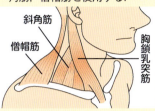

② 会話の途切れ
③ 起座呼吸
④ 冷汗・皮膚の湿潤
⑤ 顔色不良
⑥ 意識状態の変容：興奮，不安感

注意！
- 呼吸状態や心機能の異常時に，好んで起座位をとるようになります．
- 無理に体位を変えると呼吸や循環動態が悪化して危険な場合があります．

これも覚えておこう！　低酸素の代償

- 低酸素血症の早期では代償機転として，交感神経が緊張し頻脈，血圧上昇などの所見もみられます．
- 低酸素状態の持続や重篤化により代償できなくなると徐脈になり不整脈も出現します．

呼吸管理

目的と介入

気道確保
- 用手気道確保
- エアウェイ
- 気管挿管

酸素化の改善
- 酸素投与
- 陽圧換気（PEEP）

換気の改善／呼吸仕事量軽減
- PS（プレッシャーサポート）負荷，換気量補助などの強制換気（NPPV，IPPV）

Point！
- 初療では低酸素症を回避することが重要です．
- 明らかなCOPDの軽症例を除き高濃度酸素を投与しましょう．

注意！
- パラコート中毒に対しては，活性酸素の発生を抑制するために，酸素投与をできるだけ控えます．

酸素投与の選択

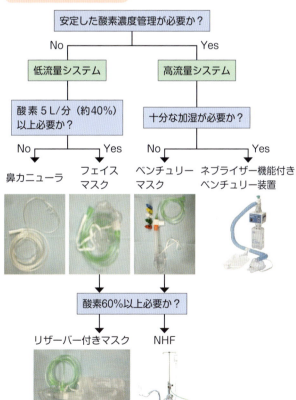

第3章

はじめての救急看護　33

◆ 急性呼吸不全への対応

動脈血液ガス分析

生命に直接関わる呼吸（ガス交換）や代謝（酸塩基平衡）の状態が一目でわかる指標です．

穿刺部位

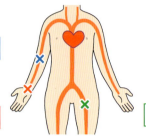

第3選択 ── 上腕動脈
- 血管が太いため穿刺は比較的簡単
- 正中神経損傷を起こす危険性があるため，大腿動脈と橈骨動脈が穿刺困難な場合にのみ選択

第2選択 ── 橈骨動脈
- 神経障害の危険性は少ない
- 手に近いため痛みが強い

第1選択 ── 大腿動脈
- 血管が太いため穿刺が簡単で，痛みも少ない
- 神経障害の危険性も少ない

介助手順のポイント

❶ 物品の準備

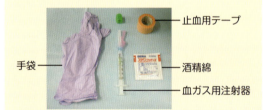

- 止血用テープ
- 手袋
- 酒精綿
- 血ガス用注射器

❷ 説明
- 患者に検査の目的や方法を説明します．
- 抗凝固薬の内服などの確認をしましょう．
- 針の刺入時，刺入部の関節を曲げないよう伝えておきましょう．

❸ 穿刺部の準備
- 患者の体位を整え，穿刺部位を露出します．

❹ 穿刺
- 安全のために患者の姿勢を保持します．

注意！
- 声掛けを行い，痛み・しびれなど神経損傷がないか確認します．
- 痛みやストレスからくる迷走神経反射の症状がないか注意しましょう．

❺ 抜針・止血
- 医師が抜針し，そのまま3～5分圧迫止血します．

❻ 検体の扱い
- 注射器に気泡が入っていれば抜き，キャップを取り付けます．
- 掌で注射器を転がし，注射器内の抗凝固剤と血液を十分に混和させましょう．

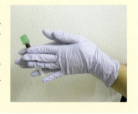

❼ 測定
- 時間が経つと測定値に誤差が出るため，すぐに分析にかけましょう．

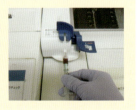

❽ 止血確認
- 止血状態を確認し，テープを圧迫気味に貼ります．

注意！
- 出血リスクのある場合，血腫や皮下出血を念頭に観察します．

急性呼吸不全への対応

 検査値からわかること

血液ガス分析からわかること	どの値をみるか
酸素化	PaO_2, SaO_2
換気	$PaCO_2$
代謝（腎機能）	HCO_3^-
酸塩基平衡	pH

正常値	
pH	7.35〜7.45
$PaCO_2$	35〜45Torr
PaO_2	80〜100Torr
SaO_2	95〜97%
HCO_3^-	22〜26mEq/L

Point!
- 酸素投与中はPaO_2はF_iO_2によって変化します．
- 酸素化の評価はP/F比（PaO_2/F_iO_2）で行いましょう．

ガス交換を評価する

Point!
- SaO_2が90%＝PaO_2 60Torr　つまり酸素療法の適応値です．

呼吸不全の種類	PaO_2	$PaCO_2$	$A-aDO_2$
換気不全	↓	↑	→
酸素化不全	↓	↓あるいは→	↑
混合型	↓	↑	↑

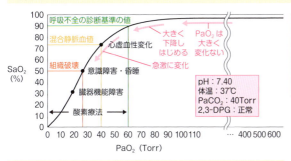

これも覚えておこう！

$A-aDO_2$

Point!
- ルームエア（F_iO_2＝0.21）であればPaO_2の標準値は年齢によって予測されます．
  （臥位）PaO_2＝100－0.4×年齢
  （座位）PaO_2＝100－0.3×年齢

- 肺胞—動脈血酸素分圧較差（$A-aDO_2$）は10%以内が正常です．
- $A-aDO_2$>40%は重症の酸素化障害です．

酸塩基平衡を評価する

- pHを一定に保つために，呼吸と代謝が代償的に変化します．
- 酸塩基平衡異常は①〜④の4つに分けられます．

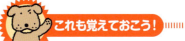

これも覚えておこう！

代償

- 呼吸の代償は30分程度で始まります．
- 代謝性の代償は1日以上かかります．

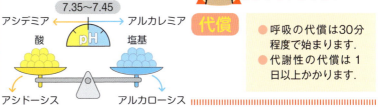

アシデミア		アルカレミア	
$PaCO_2$>45 ①呼吸性アシドーシス	HCO_3^-<22 ②代謝性アシドーシス	$PaCO_2$<35 ③呼吸性アルカローシス	HCO_3^->26 ④代謝性アルカローシス
HCO_3^->26 代謝性代償あり / HCO_3^-≒24 急性期	$PaCO_2$<35 呼吸性代償あり / $PaCO_2$≒40 急性期	HCO_3^-<22 代謝性代償あり / HCO_3^-≒24 急性期	$PaCO_2$>45 呼吸性代償あり / $PaCO_2$≒40 急性期

◆ 急性呼吸不全への対応

パルスオキシメータ

　非侵襲的に経皮的動脈血酸素飽和度（SpO_2）と脈拍数を連続的にモニタリングできる医療機器です．SpO_2は「第5のバイタルサイン」とも呼ばれ，低酸素血症を最も早く反映し得ます．

どこで測定するか？

　主な測定部位は手や足の指です．しかし，ショックにより末梢循環が悪く指先で脈波が認識できない場合や，創傷により指先にセンサを付けられない場合は，耳たぶや鼻梁，前額部で測定することもあります．また，センサにはクリップ型と粘着型があります．用途を考慮してセンサを選びましょう．

測定時の注意点

受光部に光が届かない
- 発光部と受光部がズレて装着されていたり，分厚いところに装着していると光が届きません．

脈波が検知できない
- 体動などでノイズが入ると脈波の検知が困難となります．
- ショックや末梢血管疾患などで末梢循環不全に陥っている場合も脈波の検知が困難になります．その場合は耳たぶや前額部など，低還流の影響を受けにくい部位での測定に変える必要があります．

注意！
- センサ発光部の温度上昇や固定による熱放散の抑制，圧迫による血流障害などから熱傷を起こす場合があります．

他の光が入るが故の混乱
- センサとの隙間ができると，受光部に他の光が入りこみ測定困難となったり，誤測定となる可能性があります．

装着部位の圧迫は禁忌
- センサによって圧迫が加わると静脈拍動を生じ，測定が不正確になります．
- 末梢循環が悪い場合にわずかな動脈の拍動をつぶしてしまうと，より測定が困難になります．

センサ装着後すぐに測定値を読まない

Point!
- パルスオキシメータはある一定の脈拍数ごとに得られた値を平均化して表示しています．
- 正しい値となるには最低でも6秒かかるともいわれています[10]．
- 表示される脈波の振幅が安定した状態で数値を読みましょう．

これも覚えておこう！ SpO_2とSaO_2の違い

　SpO_2は「動脈血中の酸素（O_2：oxygen）の飽和度（S：saturation）を，経皮的（P：percutaneous）に測定する」という意味から成り立っています．パルスオキシメータのPではありません．一方，SaO_2は「飽和度（S：saturation），動脈（a：artery），酸素（O_2：oxygen）の略であり，動脈血の酸素飽和度の実測値です．間違わないように注意しましょう．

急性呼吸不全への対応

カプノメータ

非侵襲的に呼気中の二酸化炭素分圧（$P_{ET}CO_2$）を測定できる医療機器です．カプノメータで得られるEtCO2の測定値そのものをカプノメトリといい，$P_{ET}CO_2$の測定によって得られた波形をカプノグラムといいます．波形の振幅から呼吸数も測定できます．

正常なカプノグラム

カプノグラムは第Ⅰ相～第Ⅳ相の波形を示しますが，表示される波形には意味がありますので，$P_{ET}CO_2$の値とともに観察しましょう．

ⓑ－ⓒ死腔と肺胞のCO2が合わさって呼出されるため，波形の傾きは急になる．

ⓐ－ⓑ吸気の相で$P_{ET}CO_2$は0を示す．第Ⅰ相の終わりで呼気が始まる．

ⓒ－ⓓ肺胞気のCO2濃度を示す．波形は平坦（プラトー）になる．

ⓓ－ⓔ吸気の始まり．

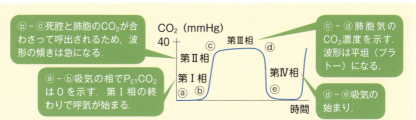

異常なカプノグラム

● カプノグラムの波形から病態の予測ができます．代表的な異常波形を示します．

① プラトーの低下 ― 心拍出量低下，換気血流比不均等，過換気など

③ プラトーがなだらかに上昇 ― 気道狭窄，閉塞性疾患

⑤ 波形消失 ― チューブやセンサのはずれ，鎮静による無呼吸

⑦ ベースラインの上昇（0にならない） ― CO2の再吸収，人工呼吸器回路内の死腔増加，麻酔器のソーダライムの劣化など

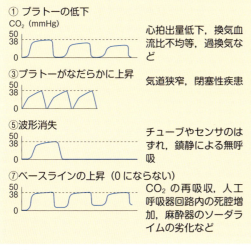

② プラトーの上昇 ― 低換気，発熱，敗血症による代謝亢進など

④ 波形のゆがみ ― 気道や気管チューブの部分的閉塞

⑥ 波形の減衰，プラトーの消失 ― CO2希釈，NPPV時やカフなしチューブ使用によるリーク

⑧ プラトーにくぼみ ― 自発呼吸の出現，チューブ内の分泌物貯留など

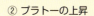
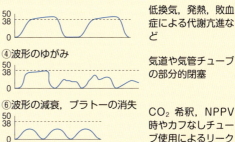

これも覚えておこう！

食道挿管の発見

● 気管挿管が正しく行われているか確認するために，カプノメータを用います．
● 食道挿管されていると，CO2が排出されませんので，$P_{ET}CO_2$の波形は描出されません．

CPR（心肺蘇生）の質の評価

● CPR中の$P_{ET}CO_2$が20分の蘇生のうちに10mmHgに達しないと，心拍再開や生存の可能性が極めて低いことが明らかにされています[12]．
● $P_{ET}CO_2$のみで評価できることではありませんが，CPR中断の一つの基準として考慮してもよいとされています．

❖ 急性呼吸不全への対応

胸部レントゲン撮影

呼吸不全時におけるレントゲンでの異常は，肺野だけに認められることではありません．そのため，レントゲンから読み取れる所見の正常を理解しておき，その正常との違いを比較することが異常を理解するには大切です．

　レントゲンの読影方法

◎ 正常のレントゲンを知り系統的に確認していくことが大切

- レントゲンから読み取れる所見はたくさんあります．
- この所見を順番にチェックすると，レントゲン読影における診断漏れは少なくなります．

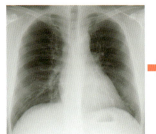

正常な肺野の画像

❶～❼までのレントゲン画像所見

Point!
- 胸部レントゲンを見るときには，❶～❼までの確認を系統的に行うことが漏れをなくします．
❶気管　❷肺野　❸肺血管　❹肺門　❺心臓・大動脈　❻縦隔・胸膜・横隔膜　❼骨格　❽軟部組織　❾チューブ・ドレーン類の位置

　救急で見られる呼吸不全のレントゲン所見：肺野の異常

レントゲン画像から判断できる画像所見の中で多く確認される異常部位は❷の肺野における異常です．救急で認められる肺野で多く見られる画像所見を示します．

右のレントゲン画像は全体的に肺野が白く写っています．このような状況を肺野の「透過度が低下している」といいます．X線の透過度は，硬いものは白く，通り抜けやすいものは黒く映し出されます．そのため，肺に空気が入っている状態では透過度は高い状態ですので黒く映し出されますが，右のX線写真では肺は白く映し出されています．

Point!
- 肺の透過度を低下させる要因が何であるのかを考えることが大切です．

ARDS
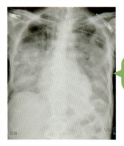
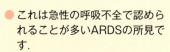
透過度が低下している

- これは急性の呼吸不全で認められることが多いARDSの所見です．
- ARDSの特徴として心臓の大きさは正常であるのにもかかわらず，肺野の透過度が低下していることが挙げられます．
- 要するに，循環の影響が考えられない肺の鬱血所見があることが特徴的です．

間質性肺炎
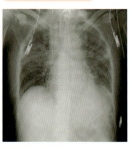

❷の異常がありますが，ARDSのような透過度の変化とは違い，肺野全体にプツプツとまだらに透過度が変化しています．これをすりガラス様陰影と呼び，間質性肺炎の特徴的な所見です．

救急で見られる呼吸不全のレントゲン所見：循環異常

心臓の機能が低下すると肺へは血液のうっ滞が起こり❷と❺の異常所見がレントゲン画像に映し出されます．

これも覚えておこう！

心臓の大きさ

● 正常の場合，心臓と胸郭の比率（CTR：心胸郭比）は50％未満です．

CTR（心胸郭比）は（a+b）/c×100％で求められ，正常は50％未満で50％以上は心拡大

大動脈瘤

❺の大動脈の異常で胸部レントゲンに映し出されるのは大動脈瘤です．大動脈瘤は無症状である場合が多いですが，瘤が大きくなることで声帯の神経や気管が圧迫されて症状が現れ，見つかることがあります．

● 通常，胸部大動脈は3cm程度で，4.5cm以上を瘤としています．

救急で見られる胸部レントゲンの異常：気胸

突然の呼吸困難で救急外来に来院した患者のレントゲン画像で度々見られる所見が気胸です．

Point!
● 気胸を確認する方法は❷と❻の境界を見つけることです．
● 肺野に細かく浮かび出る肺の血管がしっかり胸壁まで存在するかを確認します．

● AとBは同じレントゲン画像です．Aの右肺の血管陰影が途中からなくなっていることがわかります．血管陰影がなくなった部分をBでは赤で囲みました．

◆ 急性呼吸不全への対応

緊急気管切開（経皮的気管切開）

緊急時，気道の確保は最も優先されます．その中で救急における気管切開は，上気道病変による気道狭窄に対して行われます．

気道確保の方法

気道確保には次の6つの方法・種類があります．
① 用手的気道確保
　● 頭部後屈顎先挙上：最も簡便な気道確保の方法です．
　● 下顎挙上：頸椎・頸髄損傷があるとき，または疑うときに選択します．
② エアウェイによる気道確保
　● 口咽頭（経口）エアウェイ　● 鼻咽頭（経鼻）エアウェイ
③ 声門上気道確保器具
　● ラリンジアルマスク　● 食道閉鎖式エアウェイ
④ 気管挿管　――――――――――――――　最も確実な気道確保
　● 経口気管挿管　● 経鼻気管挿管
⑤ 外科的気道確保：頸椎・頸髄損傷がある，または疑うときの気道緊急時に選択します．
　● 輪状甲状靭帯（間膜）穿刺（p.42参照）　● 輪状甲状靭帯（間膜）切開
⑥ 気管切開
　● 経皮的気管切開（緊急気管切開）：セルジンガーによるガイドワイヤーを介した方法
　● 定期的（外科的）気管切開：手術的手技による方法

Point!
● 経皮的気管切開が，本項のテーマである緊急気管切開に相当します．
● 定期的気管切開は，手術室で実施しますが，経皮的気管切開はベッド上で実施が可能です．
● 経皮的気管切開は，定期的気管切開と比べて施術時間が短時間なので，患者への負担も軽減されます．

緊急気管切開の適応

● 上気道狭窄や閉塞（外傷，炎症，腫瘍，異物などによる）　――　救急ではこれ！
● 遷延性意識障害患者の気道確保と誤嚥の予防
● 長期間の人工呼吸管理
● 肺炎や無気肺により頻回な気道の吸引や洗浄が必要な場合
● 頭頸部悪性腫瘍などの手術時

緊急気管切開の方法・介助

写真提供：Cook Medical社

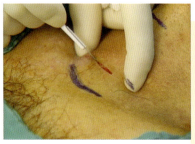

● 切開
・切開部位の例としては，第2気管軟骨から第3気管軟骨を切開．
・一般的な切開方法は，成人では逆U字切開する．
・第1気管軟骨では，気道狭窄を起こしやすく（肉芽を形成しやすいなど）気管カニューレの抜去が困難となる．
・また第5気管軟骨以下では，重要な血管を損傷するリスクが高くなる．

急性呼吸不全への対応

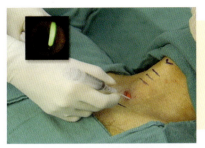

- 15G穿刺針を取り付けた生理食塩液入りシリンジで穿刺
  - 皮膚切開を行った後で輪状軟骨を確認する．
  - 輪状軟骨の下縁から1～2mmのポイントから穿刺するとほとんど問題なく穿刺でき，甲状腺などを穿刺して出血することも少ない．
- 穿刺針からガイドワイヤーを気管内に挿入

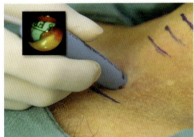

- ガイドワイヤーを残し，穿刺針抜去と導入用ダイレーター挿入
- ガイドワイヤーに沿って，ダイレーター挿入

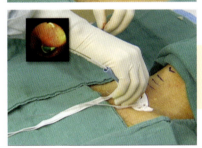

- 気管切開チューブに専用ダイレーターを挿入
- 組み合わせた気管切開チューブ用ダイレーターと気管切開チューブをガイドワイヤーに沿って気管内に挿入

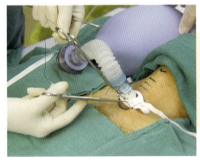

- 気管切開チューブのみを残して，全て抜去
- カフを膨らませて，気管切開チューブを固定
  - カフを膨らませても人為的なミスで管を引っ張り，抜けてしまうことがあるため，気管切開チューブは頸部の周囲を紐で囲み，気管切開チューブの確実な固定を行う．

 ## 緊急気管切開施術中の看護

施術中は以下の合併症が起こる可能性があるので，それらに対応できるように準備しておきます．

経皮的気管切開施術中の合併症

創出血，低酸素血症，皮下気腫，縦隔気腫，気胸，気管食道瘻，動脈損傷，反回神経損傷，食道損傷，気管粘膜の損傷

◆ 急性呼吸不全への対応

輪状甲状靱帯穿刺

　気道の確保は，最も優先されるべき緊急時の処置です．しかし，用手的気道確保のみならず，気管挿管などの一般的な方法で気道を確保することができない場合，外科的気道確保を行う必要があります．輪状甲状靱帯穿刺は外科的気道確保の方法の一つです．

 適応

- 口腔，咽頭，または鼻出血を伴う外傷
- 喉頭痙攣，顔面筋痙攣，咽頭浮腫
- 上気道狭窄，異物閉塞
- 頸椎損傷が疑われ頭部を後屈できない場合

Point!
- 一時的な対応であり，2〜3日以上必要な場合は気管切開に切り替えます．
- 完全に上気道が閉塞している場合は，数十分でも気管切開に切り替えます（p.40参照）．

注意! ● 禁忌年齢は決まっていませんが，12歳以下の小児には推奨されません．

 介助

穿刺部位の確認

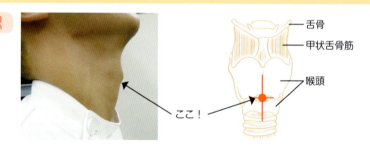

ここ！／舌骨／甲状舌骨筋／喉頭

物品の確認

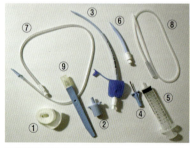

穿刺キット（ミニトラックⅡ®セルジンガー：スミスメディカル）

①ネックテープ　②15mmコネクタ　③気管カニューレ（ID4.0mm，OD5.4mm）　④16Gツーイ針　⑤10mLシリンジ　⑥ダイレータ　⑦ガイドワイヤ・アダプタ　⑧吸引カテーテル　⑨ガード付スカルペル

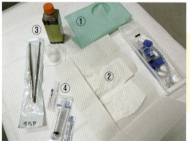

①穴あきドレープ
②滅菌手袋
③消毒セット
④局所麻酔

患者の準備

- 仰臥位で肩枕（バスタオルなど）を入れ，防水シーツを敷いておきます．
- バイタルサインを観察します．
- 救急カートを近くに準備しておきます．

42　はじめての救急看護

急性呼吸不全への対応

穿刺介助

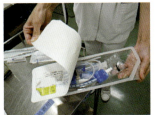
①穿刺キットを清潔に開封します．

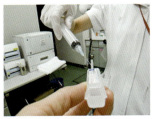
②局所麻酔を医師に渡します．

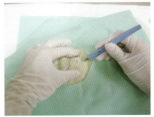
③医師はメスで縦に切開をします．

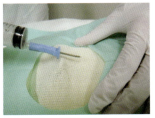
④16Gツーイ針に10mLシリンジを付けて穿刺します．

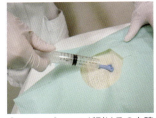
⑤シリンジでエアが引けるのを確認します．

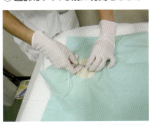
⑥シリンジを外してガイドワイヤを通します．

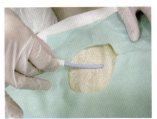
⑦ガイドワイヤを使ってダイレータを気管内に挿入します．

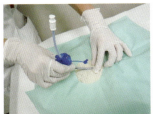
⑧ガイドワイヤは残してダイレータを抜いてイントロデューサを付けたカニューレを気管内に挿入します．

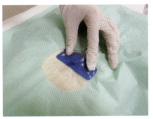
⑨カニューレをおさえてガイドワイヤとイントロデューサを抜き，フランジを開きます．

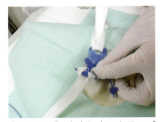
⑩フランジの左右にネックテープを通します．

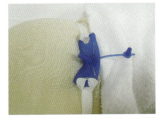
⑪ネックテープを1横指入る程度のゆるみをもって結びます．

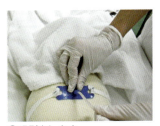
⑫吸引をします．

注意！
- カニューレはカフがないため抜けやすいことに注意して固定をします．
- カニューレは内径が細いため穿刺後の出血で閉塞しやすいことに注意して観察します．
- 穿刺部周囲の皮下気腫の有無を観察します．

これも覚えておこう！

穿刺孔の閉鎖

- カニューレを抜去すると，数日で自然閉鎖します．
- カニューレ抜去後は穿刺孔が閉鎖するまでドレッシング剤で保護します．

◆ 急性呼吸不全への対応

胸腔ドレーン

救急外来で胸腔ドレナージを行うときは，生命に関わる緊急事態が起こっていることが多いため，迅速な処置が行える準備・介助を心がけましょう．

胸腔ドレーンの目的

- 気胸に対する胸腔内の脱気
- 胸腔内貯留物（胸水・血液・膿瘍・滲出液など）の排出
- 開胸操作によって虚脱した肺の再膨張を助けます．
- 胸腔内の空気や液体の量をモニタリングし，間接的に胸腔内の観察を行います．

 Point!
- 目的によってカテーテルのサイズや挿入部位が異なります．目的を理解しておくことは重要です！

介助

必要物品

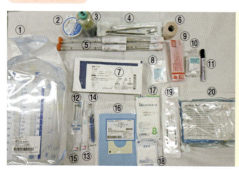

①チェストドレーンバック　②カップ入り綿球
③イソジン　④摂子　⑤トロッカーカテーテル
⑥固定用テープ　⑦アスピレーションキット
⑧固定用針　⑨赤シリンジ　⑩滅菌蒸留水
⑪マーキング用マジック　⑫10mLシリンジ
⑬23G針　⑭ディスポーザブルメス
⑮キシロカイン注　⑯5mm穴あきシーツ
⑰ガーゼ　⑱Y字ガーゼ　⑲固定用ナイロン糸
⑳鋼製小物セット

胸腔ドレーンのサイズ選択

- 気胸による排気：16～20Frの細いカテーテル
- 血胸や胸水などの排液：28～32Frの太いカテーテル

挿入部位

a. 気体貯留時（気胸）

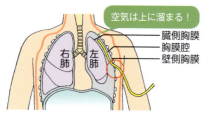

空気は上に溜まる！
臓側胸膜
胸膜腔
壁側胸膜
右肺　左肺

Point!
- 鎖骨中線
- 第2～4肋間
- 上方に向けて挿入

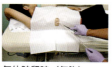
気体貯留時（気胸）
上方に向けて挿入

b. 液体貯留時（血胸・胸水）

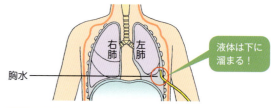

液体は下に溜まる！
右肺　左肺
胸水

Point!
- 中～後腋下線
- 第6～7肋間
- 背中側に向けて挿入

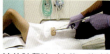
液体貯留時（血胸・胸水）
背中側に向けて挿入

挿入手順

① 挿入側の上肢を挙上するなど適した体位をとります．
② 挿入部を入念に消毒した後，滅菌ドレープを塗布します．
③ 挿入部周辺に局所麻酔をします．
④ 胸腔ドレーン（チューブ）を挿入します．
⑤ 低圧持続吸引器とドレーンを滅菌操作で接続します．
⑥ 排液やエアリークの有無を確認した後，縫合します．
⑦ 挿入部にドレッシングを行い，固定用テープで固定します．

Point!
- 胸腔ドレーンを行う目的によって挿入部位や挿入方向が変わることを知って介助しましょう．

挿入中の観察項目・ポイント

- バイタルサイン（呼吸・SpO_2・心拍数・血圧）
- 顔色・表情
- 呼吸困難感の有無
- 胸痛の有無
- 冷汗・チアノーゼ
- 皮下気腫の有無

④ **胸腔ドレーン留置による合併症**
- ドレナージ不良
- 血管損傷
- 横隔神経麻痺
- 逆行性感染（排液の逆流）

② **ドレーンの観察**
- 挿入部の発赤・ガーゼの滲出液
- 挿入の長さ，位置（挿入時にマーキングしておく）
- ドレーン接続部のゆるみ，固定状況
- ドレーンの屈曲，たるみ，閉塞の有無

① **全身状態の観察**
- 呼吸状態（呼吸音の減弱，肺の拡張状態）
- 皮下気腫，疼痛の程度
- カテーテル挿入位置の確認（X線撮影）

③ **ドレナージボトルの観察**
- 位置（排液面が患者の胸腔より低い位置にある）
- 排液の性状・量
- 吸引圧の確認
- 水封室の呼吸性変動の有無・程度
- 水封室，吸引室制御ボトルのエアリークの有無と程度

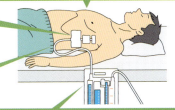

これも覚えておこう！

血胸に対する開胸手術の適応

- ドレナージ施行時，1000mL以上の血液を吸引
- ドレナージ開始後，1500mL/時以上の血液を吸引
- 2～4時間で200mL/時以上の出血が持続
- 持続する輸血が必要

胸腔ドレーンの主な合併症

- 医原性肺損傷・血胸
- 肺水腫
- 皮下気腫
- 肝・脾損傷
- 再膨張性肺水腫
- ショック・脱水
- 緊張性気胸

トラブル対応

トラブル内容	考えられる原因	対処方法
ドレーンが抜けた		挿入部を清潔ガーゼで塞ぐ
接続部が外れた		ドレーン鉗子2本でクランプ
血性排液が急激に増加した	胸腔内出血	ショックの確認
呼吸性変動が止まった	胸腔と水封室の間に閉塞がある 肺の再膨張	チューブの屈曲・閉塞の確認
エアリークがある*	気胸の発生，増悪 ドレーン接続部や排液ボトルからの漏れ	ドレーンの抜け，挿入の深さの確認

* クランプすることで胸腔内圧が高度の陽圧となり緊張性気胸になるため，移動時はクランプせずにウオーターシールとします．

◆ 急性呼吸不全への対応

NPPV

NPPV (Noninvasive Positive Pressure Ventilation, 非侵襲性陽圧換気) とは, 気管挿管や気管切開をせず, マスクを通して行う侵襲の少ない陽圧換気のことをいいます. 救急の場面においては主に急性心不全, 慢性閉塞性肺疾患 (COPD) の急性増悪などの急性呼吸不全で使用されています.

NPPVのメリット

◎ 気管チューブによる人工呼吸の合併症を回避できる！

気管チューブによる人工呼吸の合併症

挿管操作に伴う	● 胃内容物の誤嚥 ● 歯・咽頭・喉頭・気道・食道の損傷 ● 高血圧, 頻脈, 不整脈 ●（挿管直後の）ショック
気管チューブの存在による	● 気道への刺激 ● 吸引による損傷 ● 気道クリアランスの低下 ● 患者の不快感 ● 気道粘液の分泌亢進 ● 感染
抜管後	● 嗄声 ● 喉の痛み ● 気道分泌亢進 ● 気道狭窄 ● 血痰, 声帯機能不全または喉頭浮腫

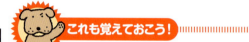

気管チューブを用いないメリット

- 気管チューブの合併症を気にする必要がなくなります.
- 鎮静を行う必要性が大幅に減少
- 人工呼吸器関連肺炎 (VAP) を防ぎます.
- 患者とのコミュニケーションが可能
- 飲食が可能となることもあります.

NPPVの開始と適応

NPPV開始基準表

☐ 高濃度酸素投与が必要である
　（マスクまたはリザーバー付きマスクで10L/分以上）
☐ 低酸素による症状がある
　（呼吸困難, 不穏, 発汗）
☐ 努力呼吸で疲労しそうである
　（呼吸数>35回/分が5分以上継続, 呼吸補助筋 (p.33参照) を使用している）
☐ 気管チューブ抜管後で呼吸不全の発生が予想されるもの
　（65歳以上, 心不全, APACHE Ⅱ 12点以上などで気管挿管を受けた例）

いずれかに該当すれば「NPPVの適応チェック」に進みます.

NPPVの適応チェック

☐ 緊急気管挿管の必要性がない
　（上気道閉塞の症状はない）
☐ フェイスマスクを使用できる
　（頭部・顔面の外傷や異常がない）
☐ 循環動態が安定している
　（収縮期血圧>90mmHg, 心拍数<140/分でドパミン<5μg/kg/分, 重症不整脈や心筋虚血がない）
☐ 喀痰を喀出できる
☐ 誤嚥, 嘔吐の危険性がない (上部消化管出血がない)

すべてを満足したらNPPVを開始します. 満足しないならば気管挿管による人工呼吸を考慮します.

> **Point!**
> - NPPVは開始するタイミングも重要！「追い込まれてから」では良い結果は得られません．
> - 導入のタイミングを間違えないこと！

NPPVの適応疾患

NPPVの適応をしっかり理解しよう．

NPPVの適応疾患

推奨される疾患	考慮される疾患
● COPD急性増悪 ● 心原性肺水腫 ● 免疫不全に伴う急性呼吸不全 ● COPDの抜管およびウィーニング	● 挿管拒否 ● 緩和手段としての終末期使用 ● COPD，心不全の抜管失敗予防 ● COPDの市中肺炎 ● 術後呼吸不全の治療と予防 ● 喘息における急性増悪予防

- NPPV適応に強いエビデンスがあるのは「推奨される疾患」の4つです．人工呼吸器が必要な可能性がある場合，特にこの4つの疾患はNPPVの使用を考慮します．
- 「考慮される疾患」は中等度のエビデンスがあります．術後呼吸不全の治療と予防やCOPD，心不全の抜管失敗予防は特にNPPVが適応される可能性が高いといえます．

> **注意！**
> - NPPV使用にあたっては患者の協力が不可欠です．患者・家族に十分な説明を行います．
> - 装着後の呼吸状態，マスク圧着状態（後述）やリークの有無を観察し，安全・効果的に使えるようケアします．

マスクフィッティング

MDRPU

医療機器などにより引き起こされる組織損傷を褥瘡と区別し，医療関連機器圧迫損傷（Medical Device Related Pressure Ulcer：MDRPU）といいます．NPPVマスクによる皮膚トラブルはMDRPUの代表疾患の1つです．図のように鼻骨根部，鼻中隔周囲，前額部，頬部，顎部，頸部に発生しやすいといわれています．NPPVマスクによるMDRPUが発生すれば痛みも強くなりNPPVが続行困難となりえます．

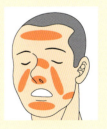

> **Point!**
> - ドレッシング素材は，MDRPUによってすでに生じた創部に対して使用するだけでなく，予防ドレッシングとしても使用されています．

❖ 急性呼吸不全への対応

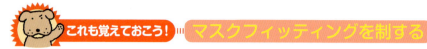

これも覚えておこう！ マスクフィッティングを制する

マスクフィッティングを適切に行えば，リークを減少させるだけでなく，MDRPUの発生も予防することができます．

例えば，ヘッドギアを装着するときは，同一人物がヘッドギアの左右を同じ力で引き固定することが重要です．左右から別の医療者が「せーのーで」で引っ張ることがよく見られますが，ヘッドギアを引く力は人により異なります．そのため，ヘッドギアのテンションに左右で違いが生じ，しばらくすると左右非対称にマスクがつぶれ，リークの原因になることもあります．

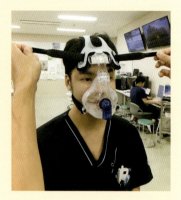

マスクの種類

- NPPV用マスクには，鼻マスク，フルフェイスマスク（鼻口マスク），トータルフェイスマスクなどがあります．
- 鼻マスクは閉口できることを前提とするので，急性呼吸不全は口呼吸となるケースが多いため，主にフルフェイスマスクが用いられます．
- 皮膚の状態などによりトータルフェイスマスクが選択される場合があります．

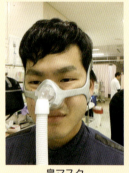
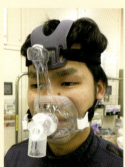
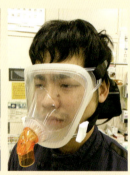

鼻マスク　　　　鼻マスク　　　　フルフェイスマスク　　トータルフェイスマスク

Point!

- 適切なサイズを選択します．
  ・口の周囲にフィットする最小のサイズ
  ・顎の下にマスクが落ちない
  ・睡眠中に口が開いても唇がはみ出さない
  ・目に当たらない
  ・鼻孔が閉塞しない
  ・横になった状態でもフィットする
- 必要時，マスクのサイズやタイプを積極的にチェンジして検討します．
- 短時間でもマスクを外す時間がとれるか検討します．
- マスクが左右対称に当たっているか，上下方向も顔に水平に当たっているか確認します．

注意!

- マスクを顔面に強く押さえすぎることでマスクが変形しリークが増します．

第4章
急性循環不全への対応
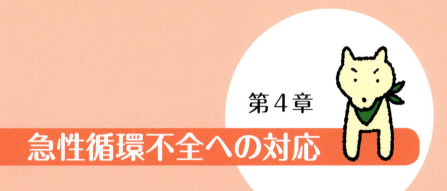

◆ 急性循環不全への対応

ショック

ショックとは，生体に対する侵襲あるいは侵襲に対する生体反応の結果，重要臓器の血流が維持できなくなり，細胞の代謝障害や臓器障害が起こり，生命の危機に至る急性の症候群です．収縮期血圧90mmHg以下の低下を指標とすることが多いですが，ただ血圧が低いだけではなく循環のしくみが破綻し，緊急度・重症度がともに高いです．典型的には交感神経系の緊張により，頻脈・顔面蒼白・冷汗などの症状を伴います．

 ## ショックの分類

近年，循環障害の要因による新しいショックの分類が用いられるようになり，以下の①～④に大別されます．

ショックの分類と主な原因疾患

①循環血液量減少性ショック：全血減少，水・電解質異常，血漿減少	出血，体液喪失：脱水，腹膜炎，熱傷など
②血液分布異常性ショック：アナフィラキシーショック，神経原性ショック，敗血症性ショック	アナフィラキシー，脊髄損傷，敗血症
③心原性ショック	心筋梗塞，弁膜症，重症不整脈，心筋症，心筋炎など
④心外閉塞・拘束性ショック	肺塞栓症，心タンポナーデ，緊張性気胸など

ウォームショック
- 手足末梢が温かくなった状態
- 末梢血管の抵抗が下がると血管が拡張し，血流量が増加することで起こります．

コールドショック
- 手足末梢が冷たくなった状態
- 何らかの原因で循環血液量が維持できなくなり，代償として末梢血管抵抗を上げるため血管を収縮し血圧維持しようとすると，末梢に血液が行かなくなり熱が失われることで起こります．

 ## ショック患者のみかた

ショックの5徴候（5P's）

- ショック状態は適切なアセスメントが行われ，迅速な処置や治療が行われなければいけません．
- 患者のショックの徴候としてみられる身体変化をショックの5徴候としてとらえることができます．
- ショックの5徴候以外には，血圧低下（収縮期圧90～100mmHg以下），脈圧減少，表在性静脈虚脱，呼吸促迫，乏尿（25mL/時以下）などの症状がみられます．

| 1．蒼白（pallor） |
| 2．虚脱（prostration） |
| 3．冷汗（perspiration） |
| 4．脈拍触知不能（pulselessness） |
| 5．呼吸不全（pulmonary insufficiency） |

ショックの判断基準

1．大項目：血圧低下
収縮期血圧≦90mmHg 平時の収縮期血圧が150mmHg以上の場合は，平時より60mmHg以上の低下 平時の収縮期血圧が120mmHg以下の場合は，平時より20mmHg以上の低下

2．小項目（3項目以上をみたす）

①心拍数100回/分以上
②微弱な脈拍
③爪床血流充填時間の延長（圧迫解除後2秒以上）
④意識障害（JCS 2桁以上，またはGCS合計点10点以下），または不穏・興奮状態
⑤乏尿・無尿（0.5mL/kg/時以下）
⑥皮膚蒼白と冷汗，または39℃以上の発熱

ショックの重症度

循環血液量減少性ショックに用いられる重症度判定法として，ショック指数（SI）があります．

Shock Index	0.5〜0.67	1.0	1.5	2.0
心拍数	60〜80	100	120	140
収縮期血圧	120	100	80	70
出血量（％）	<15 （<1,000mL）	15〜25 （1,000〜1,500mL）	25〜40 （1,500〜2,500mL）	>40 （>2,500mL）
輸液・輸血のめやす	乳酸リンゲル（出血量の2〜3倍）	人工膠質液 輸血を準備	RCC（+FFP） （Hb 7〜8g/dL，収縮期血圧90mmHg，尿量0.5mL/kg/時以上を目標）	RCC+FFP DICの治療

ショック指数は出血量を反映していて，SI（Shock Index）が1以上の場合，喪失した循環血液量（L）とだいたい一致する【0.5〜0.67：正常と同等，1：中等症，1.5以上：重症】

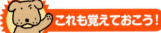 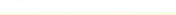

これも覚えておこう！　ショック体位

- 30〜60°の下肢の受動的な挙上．
- 一時的（7分かそれ以下）な利点があるかもしれないことを示唆するいくつかのエビデンスがあるものの，ショックの傷病者への推奨体位は仰臥位のままとされています（CoSTR 2010から修正）．

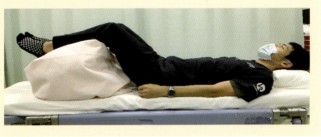

ショック対応の看護

①ショックの確認
・フィジカルアセスメントと意識レベルの確認
・バイタルサインからショックもしくはプレショックである可能性を推定

②応援召集
・患者の観察
・体位の確保

③処置準備
・酸素投与準備
・静脈確保
・救急カート
・モニター心電図・パルスオキシメータ装着
・補助呼吸または気管挿管・人工呼吸器管理
・除細動

④鑑別診断
・問診・身体所見
・検査（採血，心電図，エコー，ポータブルX-P）

◆ 急性循環不全への対応

動脈ライン確保，管理

動脈ラインは，血圧を連続して測定する必要がある場合や，血液検査や血液ガス検査を頻繁に行う必要性がある場合に適応となります．その適応と管理について示します．

動脈ラインの確保

物品準備

動脈ライン（観血的動脈圧測定法）の適応

連続血圧測定が必要な場合
：循環動態に急激な変化がある，あるいは予測される場合など

非侵襲的血圧測定が難しい場合
：四肢外傷や四肢の熱傷でマンシェットが巻けない場合など

頻回な採血が必要な場合
：呼吸不全患者や代謝性疾患患者など

必要物品

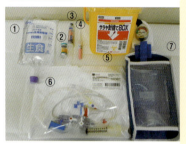

① 生理食塩水
② ヘパリンナトリウム
③ 局所麻酔薬
④ 静脈留置針
⑤ 針捨てBOX
⑥ トランスデューサーキット
⑦ 加圧バッグ
⑧ 消毒薬
⑨ 固定用テープ

など

トランスデューサーキットの準備

- 生理食塩液にヘパリンを入れ（施設基準に準じて），ヘパリン生食液のバッグ内の空気を抜きます．
- 動脈ラインキットの接続，三方活栓の向きを確認・調整します．
- 加圧バッグに生理食塩液をセットし，ラインキットを接続します．

Point!
- 加圧バッグに100mmHg程度の圧力をかけた状態でラインキットを刺入し，その状態からラインキット内にヘパリン生食液を満たすと簡単に準備ができます．
- トランスデューサーや三方活栓の部分に気泡が残りやすいため，軽く叩きながら空気を抜きます．

穿刺血管の選択

①橈骨動脈，②上腕動脈，③大腿動脈，④足背動脈が選択されますが，一般的に橈骨動脈が第一選択となります．

穿刺時の介助

- 穿刺を行いやすいように体位の固定を行うことが重要です．
- 穿刺が成功したら留置針とラインキットを接続し，付属のシリンジを用いてライン内の気泡を全て抜きます．

介助のポイント（橈骨動脈穿刺時）

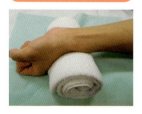

Point!
- 穿刺が行いやすいように，手関節の背側にタオルなどを挿入し，手関節を伸展させます．

注意!
- 手関節の過伸展は，脈拍が弱くなり，手技が困難となるため注意しましょう．

Point!
- ライン内に気泡が存在すると空気塞栓のリスクおよび，一般的に収縮期圧が高く表示されます．したがって，気泡は全て取り除くようにしましょう．

急性循環不全への対応

固定
- 穿刺部はドレッシング材を貼付して固定を行います．
- 静脈ラインと同様にループを作るなどしてテープ固定を行います．

固定時のポイント
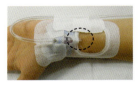

> **Point!**
> - ドレッシング材を用いて固定を行う際に，刺入部が観察できるように固定をします．

動脈ラインの管理

0点補正
① ラインキットのトランスデューサーをモニターと接続します．
② トランスデューサーを患者の第4肋間中腋窩線の高さにセットします．
③ トランスデューサーを接続している三方活栓を操作し，大気に開放します．
④ モニターの0点設定ボタンを押して補正をします．

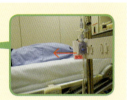

観察ポイント

モニターの観察	穿刺部位の観察
● 非観血的動脈圧測定と圧モニターとの差 ● 正しい波形か	● 発赤・腫脹・圧痛の有無（これらは感染のサイン） ● 出血の有無
モニタリングラインの観察	動脈炎，血栓・塞栓症状の観察
● 屈曲の有無 ● 空気が入っていないか ● ヘパリン生食液の量 ● 加圧バッグの圧（250〜300mmHg）	● 穿刺部より末梢の冷感・皮膚色（橈骨動脈穿刺の場合は，特に親指を観察）

採血方法

① ラインキットに付属されているシリンジを用いて，患者側回路内のヘパリン生食液を吸引します．

> **Point!**
> - チューブ容量の2倍程度吸引しましょう．
> - 吸引量が不十分だと，K値が低値になるなど，測定値に影響します．

② 採血用シリンジを接続し，必要量の採血を行います．

> **Point!**
> - 過度に陰圧をかけると溶血してしまうため避けましょう．

③ シリンジ内の気泡を抜き，混和します．
④ 回路内の血液を流します．

> **Point!**
> - フラッシュ時，患者は手指に熱感を感じるため，ゆっくりとフラッシュするようにしましょう．

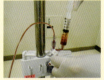
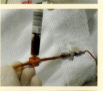
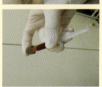

感染管理

> **Point!**
> - トランスデューサーは96時間以内で交換しましょう．
> - ドレッシング材は湿ったり，剥がれかけたり，汚れたりした場合にのみ交換しましょう．

◆ 急性循環不全への対応

骨髄内輸液法

　骨髄内輸液法とは，緊急時に末梢静脈確保が難しいときに，骨髄に針を穿刺し，そこから薬剤を投与するものです．1922年に発表され1940年代には欧米で普及しましたが，その後，他の血管確保法が発達し用いられなくなりました．しかし近年，救急領域において緊急に確保できる輸液法として再評価されつつあり，血管確保の困難な症例，特に小児に用いられています．

骨髄内輸液法の適応

- 心肺停止やショック時など，至急に補液・薬剤投与を行いたい場合．
- 静脈確保が難しい場合．

これも覚えておこう！　骨内医薬品注入キット

　骨に針をグリグリと差し込む骨髄針もありますが，写真の骨髄キットは押し付けるだけで針が勢いよく出るので，緊急時でも簡便に使用でき，今主流となってきています．

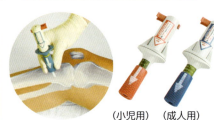

（小児用）　（成人用）
〔製造元：Wais Med Ltd（イスラエル）〕

注意！
◎ 現時点で看護師は骨髄穿刺針を穿刺できません．

骨髄内輸液法の手順：成人

穿刺部位の選定

- 第一選択は脛骨結節の2 cm内側，1 cm近位の部位．
- その他の部位として，大腿骨遠位部，脛骨内果上，脛骨外果上，橈骨遠位部，尺骨遠位部などにも穿刺可能です．

- 穿刺部位を自分の足で確認してみましょう．

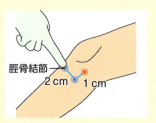

脛骨結節→
2 cm　1 cm

穿刺方法

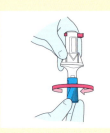

① 消毒
② 青側を片手でしっかり固定し，穿刺部位に90°になるよう保持します．

〔骨内医薬品キット添付文書より　製造元：Wais Med Ltd（イスラエル）〕

急性循環不全への対応

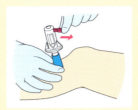
③片手でしっかりとキットを固定したまま，反対の手で安全ピンを抜きます．

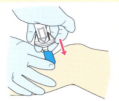
④片手の固定はそのまま，もう片方の手のひらでキットを上から押し付けます．そうすると針が飛び出し脛骨に刺さります．

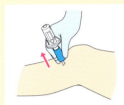 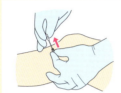
⑤発射後，内筒針を引き抜くと，外筒針だけ骨内に残ります．

注意！ ●外筒針が抜けないように内筒針を抜きます．

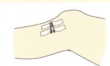
⑥初めに抜いた安全ピンを外筒針の横から挟みます．
⑦この後，針の周囲をテープで固定します．

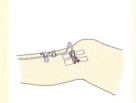 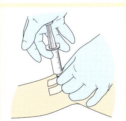
⑧10mLのシリンジで髄液の逆流を確認します．
⑨確認できたら接続する輸液でフラッシュします．

注意！ ●フラッシュの際に穿刺部位に腫脹がないか確認します．

⑩ラインはいつも使っている末梢静脈ラインを接続します．

 ## 骨髄内輸液法の手順：小児

穿刺部位の選定

- 6歳以下は脛骨結節の1cm内側，1cm遠位の部位．
- 6～12歳は脛骨結節から1～2cm内側，1～2cm遠位の部位．
- 成人と同様に，大腿骨遠位部，脛骨内果上，脛骨外果上，橈骨遠位部，尺骨遠位部などにも穿刺可能です．

年齢に応じて深さを調節

- キットに年齢が書かれた目盛があり，回して年齢設定すると針の長さが自動調整されます．

骨髄針の深さ	
0～3歳	0.5～1.0cm
3～6歳	1.0～1.5cm
6～12歳	1.5cm

以下，成人の穿刺方法と同様に穿刺します．

◆ 急性循環不全への対応

心囊ドレナージ

心囊ドレナージは，心タンポナーデなど心囊に貯留する血液を排除することを目的に心囊穿刺に加えてドレナージを実施するものです．ここでは外傷などによる急性発症の心タンポナーデに対する治療の一部として経皮的心囊ドレナージを紹介します．

心タンポナーデ

- 心囊に貯留した血液により心拡張が急激に制限され，閉塞性ショックを来たす重篤な病態です．
- 外傷の場合は慢性の疾患と異なり，60～100mL程度までの少量の血液や凝血塊の貯留でもタンポナーデの臨床症候が出現します．
- 主な症状は，頸静脈の怒張，血圧低下，頻脈，心音減弱ですが，呼吸困難や意識障害を伴うこともあります．血圧低下，静脈圧上昇，心音減弱をBeckの3徴候といいます．

心タンポナーデと心囊穿刺

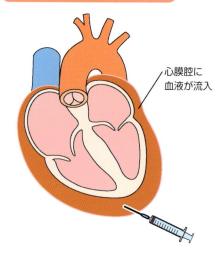

心膜腔に血液が流入

Point!
- 心囊穿刺は，あくまで根本治療までの一時的な手段です．
- 心囊穿刺で改善が得られないときには心膜開窓術あるいは緊急開胸術が必要となります．

心囊ドレナージ

心囊ドレナージは，心タンポナーデの兆候が発見されたときに緊急処置の一環で救急外来（初療室）や集中治療室などで実施される場合もあります．患者や家族への説明はもちろんのこと，清潔領域の確保など環境の調整が必要となります．

準備物品

① 心電図モニタリング
② 心臓超音波
③ 救急カート
④ 心囊ドレナージ穿刺キット
⑤ ドレナージ廃液バッグ
⑥ 局所麻酔（キシロカイン1％）
⑦ 10mLシリンジ数本
⑧ 滅菌ドレープ
⑨ 滅菌穴布ドレープ
⑩ 消毒薬
⑪ 固定用ドレッシング
⑫ 皮膚縫合セット

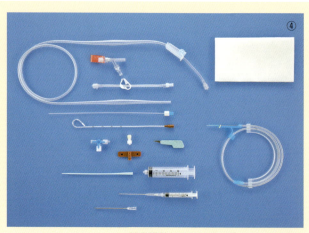

④

写真提供：日本コヴィディエン株式会社

心嚢穿刺の穿刺部位

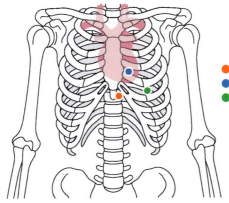

- 剣状突起下
- 左第4,左第5肋間胸骨左縁
- 心尖拍動部（左第5肋間）

心嚢穿刺の流れ

① 心嚢液が貯留している場所を心臓超音波で確認します．
② 穿刺部位の消毒とともに穿刺部に局所麻酔を行います．
③ 試験穿刺の後に本穿刺を行い，カテーテルを挿入します．
④ カテーテルの位置を確認後に，カテーテルを延長チューブに接続して心嚢液を排液します．
⑤ カテーテルを抜去し手技を終了します．
⑥ カテーテルを一時的に留置する場合はカテーテルを縫合して固定します．

ドレナージ

- 心嚢液が大量である場合，ゆっくりと持続的に排出させるためにチューブを留置する場合もあります．
- 感染予防を含め，緊急時の経皮的心嚢穿刺は，心嚢液の排出後に早期に抜去されます．

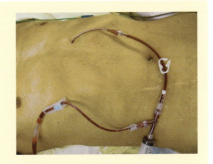

観察のポイント

- 気道と呼吸状態，循環状態のモニタリングを行います．
- 意識レベルを観察し，疼痛緩和を必要とします．
- 心嚢穿刺による心嚢液の量と性状を観察します．
- カテーテルを留置したドレナージを行う場合は，穿刺部位の固定を確実にして感染予防に留意します．

 ● 心嚢ドレナージからの排液が有効に行われないと，心嚢液が貯留し心タンポナーデを増悪させる可能性もあります．

◆ 急性循環不全への対応

血液検査

　急性循環不全（ショック）の患者に対して血液検査を行う場合，血液ガス，末梢血液検査，血液生化学検査，免疫血清，血糖，アンモニア，凝固検査，血液型，不規則抗体・交差適合試験などの検査を行います．

血液検査の意味

- 血液ガス検査は，呼吸・循環のみならず電解質や血糖，細胞代謝，腎機能，乳酸など救急領域で重要視されている項目が血液ガスと同時に測定できるため，患者を評価する上では必須の検査です．
- 血液型および交差適合試験は，出血性ショックなどで輸血療法を行う患者に対して必ず行われる検査です．
- 急性循環不全では，代謝性アシドーシスの進行と血清乳酸値の上昇を確認していく必要があります．

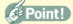 Point!
- 虚血によって代謝性アシドーシスが進行しますが，過呼吸による呼吸性アルカローシスで代償しpHを正常に保とうとします．

- 出血性ショックでは，ヘモグロビンの評価が必要です．また，生化学検査，凝固検査を行い，血小板の低下，フィブリノゲンを含む凝固因子の低下がないかを確認します．
- 肺血栓塞栓症では，Dダイマーの上昇を確認していく必要があります．
- 血液分布異常性ショックでは，感染の有無やホルモン異常について評価していく必要があります．

採血の順番

①凝固 → ②生化学 → ③アンモニア → ④血算 → ⑤血糖 → ⑥血液型

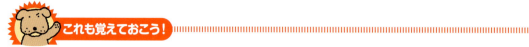 これも覚えておこう！

血算
- 貧血の程度や炎症の度合いなどを確認します．

血糖値
- 高血糖・低血糖で意識障害を来します．
  高血糖→急性脱水症や悪心・嘔吐
  低血糖→中枢神経症状（意識消失，痙攣，脱力）や自律神経症状（発汗，動悸，頻脈）
  長時間（90分以上）放置すると脳機能が戻らなくなります．

血液凝固・線溶系
- 血小板とフィブリノゲンなどの血液凝固因子，プロトロンビン時間（PT-INR），トロンボプラスチン時間（APTT）など12個の凝固因子のうち，第Ⅰ・Ⅱ・Ⅴ・Ⅷ・Ⅹ・ⅩⅠ・ⅩⅡ因子の働きを知ることができます．
- Dダイマーの評価では，フィブリンは血栓の一部なので，フィブリンが分解されたということはどこかに血栓が生じたことを意味します．

腎機能
- BUN，CRE，N-GAL…急性腎障害（AKI）を見逃さないようにしましょう．
  急性腎障害（AKI）とは，48時間以内の急速な腎機能低下のことです．
  N-GALはAKIで速やかに上昇します（CREより早期に動きます）

 注意！
- 造影剤を使用する場合は，腎機能のチェックが必要です．
- 造影剤を使用して，72時間以内にCRE0.5上昇もしくは25％上昇した場合は，造影剤による腎症を起こしている可能性があります．

肝機能	● AST, ALT, NH_3（アンモニア）などでわかります. AST, ALTは臓器障害で血中に逸脱し, その度合いで数値が変化します. また, ASTは心筋梗塞でも上昇します. NH_3の上昇が認められた場合は, 劇症肝炎, 肝性昏睡, 出血性ショックなどが疑われます.
心機能	● CK, CK-MB, 高感度トロポニンI, BNPなどでわかります. ● 心筋梗塞や心不全の程度を数値的に確認します.

注意！ ● 各検査の正常値や容器は施設によって異なるため注意が必要です.

トロポニンテスト

　トロポニン（Tn）は, 筋収縮の調節に深く関わっており, トロポニンT（TnT）, トロポニンI（TnI）, トロポニンC（TnC）の3成分からなる複合体タンパクです. 臨床的に測定されるのは心筋に特異的であるTnTとTnIの2つです. 血液中からTnT, TnIが検出または増加する場合は, 心筋が何らかの障害を受けていることを意味します.

トロポニンの異常が示す疾患

　最も高頻度な疾患は急性心筋梗塞であり, 可能性がある疾患では不安定狭心症, 心筋炎, 心不全, 特発性拡張型心筋症, 腎不全, 急性血栓塞栓症, 脳血管障害, 敗血症性ショックなどが挙げられます. そのため, 心エコーや十二誘導心電図, その他の血液検査結果（CK, CK-MB, AST, LDH, BUN, CRE）なども確認し確定診断を行っていく必要があります.

高感度トロポニンテスト

　近年, トロポニン測定は高感度化（高感度TnI：hsTnI）が進み, 急性冠症候群の診断や慢性心不全の重症度, 予後評価のバイオマーカーとしても重要な役割を果たしています. また, 測定法が高感度となったことから超急性期の心筋梗塞の検出感度が高くなっています.

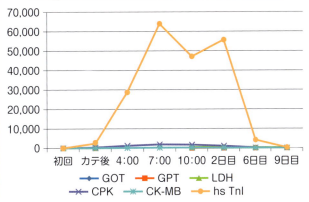

超急性期の心筋梗塞の検出感度比較

Point！
● トロポニンは腎臓で排泄されるため, 腎不全の患者ではTnT, TnIともに高値となります.

これも覚えておこう！ 心筋トロポニンの濃度測定

● 心不全患者のリスク層別化の指標として有用であると報告されています.

注意！
● 基準値は施設によって異なる場合があるので, 事前に確認を.

❖ 急性循環不全への対応

急速輸液

輸液管理の一般的な目的は，①体液補給と維持，②薬剤投与，③栄養管理です．その中でも救急患者における輸液管理では，①体液補給と維持が最も重要な目的です．循環血液量の安定化を図り，ショックからの離脱と脱水の補正をすることは，重要臓器の血流を維持し，臓器不全の発症や進行を防止することに繋がります[13]．

細胞外液補充液

- 細胞外液補充液とは，輸液の電解質組成を細胞外液（血液）に近似させた輸液のことをいいます．
- 救急患者の初期輸液では，主に細胞外液補充液が用いられます．
- ショックを認める場合，あるいはショックへの移行が予測される場合には，18G以上の太い留置針で末梢静脈路を確保し，急速輸液を行う必要があります．

細胞外液と細胞外液補充液の組成の比較[14]

(mEq/L)	Na$^+$	K$^+$	CL$^-$	Ca^{2+}	Mg^{2+}	乳酸・酢酸・重炭酸など
細胞外液（血液）	142	4	103	5	2	重炭酸27
生理食塩水	154		154			
リンゲル液	147	4	155.5	4.5		
乳酸リンゲル液	130	4	109	3		乳酸28
酢酸リンゲル液	130	4	109	3		酢酸28
重炭酸リンゲル液	135	4	113	3	1	重炭酸25

輸血・輸液加温システム

外傷や術中の危機的出血による循環血液量減少性ショックに対し，循環動態の安定化を図る目的として，輸血・輸液加温システムを使用して，急速輸液・輸血を行います．

	LEVEL 1® システム1000 急速輸血・輸液加温装置 写真提供：スミスメディカル・ジャパン株式会社	3M™レンジャー™ 血液・輸液ウォーミング装置 写真提供：スリーエム ジャパン株式会社	ベルモント ラピッド・インフューザー RI-2 写真提供：メディコノヴァス株式会社
外観			
加温方式	二重チューブ（循環水の加温が必要）	電気式（水を使用しない乾熱式）	電磁誘導加熱（即時加温可）
特徴	・41℃（循環水の温度） ・加温後の輸液温度は不明 ・流速や輸液温度に応じた加温のコントロールは不可	・2分以内に41℃（設定温度）まで加温可 ・低温（33℃），高温（43℃）でのアラーム機能あり ・オーバーヒート時（44℃）自動ヒーター電源遮断機能あり	・37.5℃（50mL/分以下は39℃） ・加温後の輸液温度を表示 ・流速（最大750mL/分）・輸液温度に応じて輸液がターゲット温度になるように加温をコントロール ・空気検知機能，空気除去機能あり
対象輸血・輸液	・アルブミンなどのガラス瓶は適応不可 ・血小板，クリオプレシピテート，細胞懸濁液の加温には使用しないこと	・人全血用血液製剤または医薬品の加温に用いる ・血小板・クリオプレシピテートまたは顆粒球懸濁液の加温には使用しないこと	・血液製剤及び輸液の加温 ・血小板，クリオプレシピテート，顆粒球懸濁液の加温には使用しないこと ・混合液の使用には，3Lリザーバーあり

急速輸液時の注意点

- 呼吸：急速輸液を行うと肺水腫や肺うっ血を引き起こす危険があります．
- 血管損傷：急速に大量の輸液（輸血）を投与するため，血管を損傷させる危険があります．

輸血

輸血療法の主な目的は，血液中の赤血球などの細胞成分や凝固因子などのタンパク質成分が量的に減少または機能的に低下したときに，その成分を補充することにより臨床症状の改善を図ること[16]です．

輸血製剤の種類

	赤血球製剤	血漿製剤	血小板製剤	全血製剤
外観				
成分	血液から血漿，白血球および血小板の大部分を取り除いたもの	血液から出血の防止に必要な各種の凝固因子が含まれる血漿を取り出したもの	成分採血装置を用いて血液の止血機能を持つ血小板を採取したもの	血液に保存液を加えたもの
適応	出血および赤血球が不足する状態，またはその機能低下による酸素欠乏のある場合に使用	複数の血液凝固因子の欠乏による出血ないし出血傾向のある場合に使用	血小板の減少またはその機能低下による出血ないし出血傾向のある場合に使用	大量出血などすべての成分が不足する状態で，赤血球と血漿の同時補給を要する場合に使用（最近はほとんど使用しない）
有効期間	採血後21日間	採血後1年間	採血後4日間	採血後21日間
保存温度	2～6℃	-20℃以下	20～24℃ 要振とう	2～6℃

緊急時の適合血の選択

輸血は原則的にABO血液型判定，Rh（D）血液型判定，不規則抗体スクリーニング，交差適合試験を経て開始されます．しかし，危機的出血で時間的余裕がない場合，交差適合試験未実施のABO同型血や，ABO異型適合血の使用が可能である[17]とされています．血液型不明の場合は，O型赤血球濃厚液・AB型新鮮凍結血漿を使用します．

患者血液型	赤血球濃厚液（RBC）	新鮮凍結血漿（FFP）	血小板濃厚液（PC）
A	A＞O	A＞AB＞B	A＞AB＞B
B	B＞O	B＞AB＞A	B＞AB＞A
AB	AB＞A＝B＞O	AB＞A＝B	AB＞A＝B
O	Oのみ	全型適合	全型適合

＊異型適合血を使用した場合，投与後の溶血反応に注意する

- 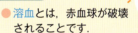 溶血とは，赤血球が破壊されることです．
- 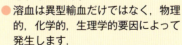 溶血は異型輸血だけではなく，物理的，化学的，生理学的要因によって発生します．

大量輸血に伴う副作用・合併症

- 代謝性変化（アシドーシス，クエン酸中毒，高カリウム血症，低体温）
- 希釈性凝固障害（凝固因子，血小板低下）
- 循環過負荷，鉄過負荷
- その他：発熱反応，溶血反応（不適合輸血など），アレルギー反応（アナフィラキシー），細菌感染症，輸血関連急性肺障害，感染伝播（肝炎，HTLV，HIV），移植片対宿主病，免疫抑制など

❖ 急性循環不全への対応

心肺蘇生

心肺停止状態の患者に行う処置が心肺蘇生であり，その手順や流れをまとめたものを心停止アルゴリズムと言います．

 ## 救命の連鎖

心肺停止状態などの生命が危機的な状況にある対象者を救命し，社会復帰させるために必要と考えられる連鎖的な要素が4つあります．

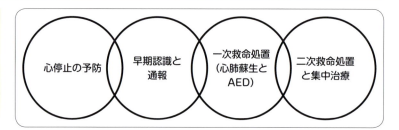

心停止の予防 — 早期認識と通報 — 一次救命処置（心肺蘇生とAED） — 二次救命処置と集中治療

 ## 一次救命処置（Basic Life Support：BLS）の手順

反応の確認と緊急通報

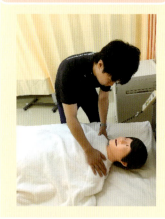

- 倒れている患者，顔色や呼吸の異常を確認した場合は，すぐに反応を確認します．
- 院内ルールに則り，ALSチームなどへ応援要請します．
- 除細動器もしくはAEDを準備します．

心停止の判断

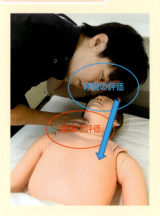

- 医療従事者は，反応がない患者には呼吸の評価（胸と腹部の動きに注目して確認）と循環の評価（頸動脈の拍動を触知して脈拍の有無を確認）を実施する．

Point!
- 気道確保，頸動脈の触知に時間をかけて心肺蘇生（Cardiopulmonary resuscitation：CPR）の開始が遅れてはなりません（10秒以上）．
- 頸動脈の触知で脈拍の有無に自信がもてない場合は，呼吸の観察に専念し，呼吸がない（死戦期呼吸も含む）場合には心停止と判断しなくてはなりません．

急性循環不全への対応

CPR

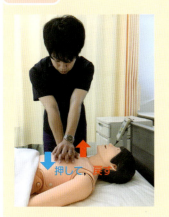

押して，戻す

- 胸骨圧迫：胸骨の下半分を約5で，6cmを超えない深さで100～120回/分の頻度で，圧迫後は胸郭を元の位置に戻し（recoil），中断は最小限とします．
- 人工呼吸は可能な限り高濃度酸素を，約1秒で胸郭が上がる程度に換気します（過大な換気量は避けます）．
- 胸骨圧迫と人工呼吸は30：2の割合です．

Point!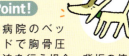
- 病院のベッドで胸骨圧迫を行う場合，背板の使用を考慮しますが，背板を優先して胸骨圧迫の中断時間が長くなることは避けなくてはなりません．
- 人工呼吸に必要な器具が到着するまでは，胸骨圧迫のみを継続します．

心電図解析・評価

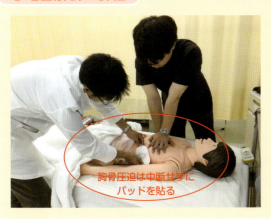

胸骨圧迫は中断せずにパッドを貼る

- 除細動器もしくはAEDで心電図評価をする直前まで胸骨圧迫を継続します．

Point!
- 医療従事者でも，除細動器かAEDが到着するまでは脈拍チェックは不要です（CPRを継続）．

除細動

- 電気ショックを実施したら，ただちに胸骨圧迫を再開します．
- 心電図波形の確認と電気ショックは，2分おきに繰り返します（AEDは音声メッセージに従います）．

電気ショックが必要な心電図	心室細動（Ventricular Fibrillation：VF） 無脈性の心室頻拍（Ventricular Tachycardia：VT）
電気ショックが不要な心電図	無脈性電気活動（Pulseless Electrical Activity：PEA） 心静止

◆ 急性循環不全への対応

二次救命処置（Advanced Life Support：ALS）の手順[19]

ALSが成功するためには，絶え間なく胸骨圧迫を実施する必要があります．ALSにおいて，胸骨圧迫を中断せざるを得ない状況は，人工呼吸時（非挿管時）・脈拍の確認・電気ショックの実施時のみとします．

原因検索
- 心肺停止となった状況，動脈血液ガス分析や電解質検査を確認します．

静脈路もしくは骨髄路確保
- 末梢静脈路が第一選択です（困難な場合に骨髄路を確保します）．

血管収縮薬
- アドレナリン1mg/回を3～5分間隔で追加投与します．
- 除細動が不要な心電図の場合には，速やかに投与します．

抗不整脈薬
- 除細動で改善しない心室細動・心室頻拍では，アミオダロン300mg投与を考慮します．
- アミオダロンが使用できない場合には，ニフェラカント0.3mg/kgあるいはリドカイン1～1.5mg/kgを投与します．

気管挿管

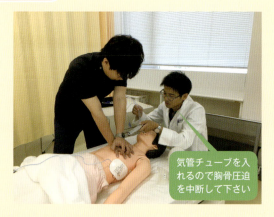

気管チューブを入れるので胸骨圧迫を中断して下さい

連続した胸骨圧迫
- 気管挿管後は，胸骨圧迫と人工呼吸は非同期で行います．
- 胸骨圧迫は，少なくとも100回/分の頻度で行います．
- 人工呼吸は，約10回/分で行います（過換気は避けます）．

Point!
- 呼気終末二酸化炭素濃度は心拍再開や予後の指標となりうるため，可能ならカプノメータでモニタリングを行います．

- 気管挿管時の胸骨圧迫中断時間は最小限にすべきです．
- 気管挿管の確認は，カプノメータ（p.37）が望ましいです．

これも覚えておこう！　自己心拍再開後の管理

- 12誘導心電図，心臓超音波検査：急性冠症候群，心機能評価
- 吸入酸素濃度，換気量の適正化：低酸素症の回避
- 循環管理：血行動態の安定化
- 体温管理療法：適応症例には低体温療法
- 再灌流療法：心筋虚血を疑う場合は早期PCI（経皮的冠動脈形成術）
- てんかん発作：発作（非痙攣性含む）対応，持続脳波モニタリング
- 原因検察：原因への治療は心停止の再発予防，血行動態の安定化に不可欠

急性循環不全への対応

除細動

　心房や心室の収縮が無秩序に起こって心臓の機能が障害されているような場合には，心臓に直流電流刺激を与え，電気ショックによって心臓の異常興奮を抑制します．これを電気的除細動といいますが，ここでは致死的不整脈である心室頻拍や心室細動の出現時の緊急時対応時の電気的除細動を説明します．

 ### 除細動が必要な心電図

心室頻拍　　　　　　　　　　　心室細動

 ### 除細動の手順

- 準備：めがね，時計，ネックレスなどの貴金属類を除去します．
① 除細動器の使用には，除細動パドルが身体に接触する部位の熱傷を予防する目的で除細動パッドを身体に貼ります．

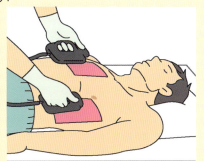

② 医師の指示に従ってチャンネルを必要エネルギーに設定します．
③ 医師はパドルを外して患者の身体に密着させます．

 Point!
- ペースメーカーや埋め込み型ICDを確認したら，少なくとも2.5cmは離した位置に除細動パッドを設置します．

④ 周囲の者を患者から離れるよう指示します．
⑤ 酸素投与も一時的に回避させます．

 注意！ ◎ 気管挿管中は酸素を気管チューブから外します．

⑥ 医師は除細動パドルの手元ボタンで急速充電を行い除細動を実施します．
⑦ 直ちに心肺蘇生の胸骨圧迫を再開します．

 Point!
- 患者の身体は，除細動の刺激で一時的に浮き立つことがありますが，すみやかに胸骨圧迫の再開が必要です．

はじめての救急看護

◆ 急性循環不全への対応

経皮ペーシング

モビッツⅡ型や3度房室ブロック状態にある救急患者には緊急ペーシングが必要です．経皮ペーシングは，時間的に余裕がない場合，もしくは頸静脈的ペーシングを実施するまでの過程で用いられます．

経皮ペーシングが必要な心電図，ペースメーカー

モビッツⅡ型

3度房室ブロック

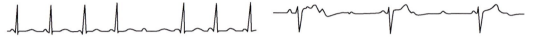

Point!
- ペーシング機能付き除細動器で行う経皮ペーシングは，自己心拍を感知した場合は，その時点からペースメーカーの設定周期はペーシングしない（抑制する）というモードの「VVI型」となります．

ペースメーカーの分類コード

刺激 ペーシング	感知 センシング	反応様式
A（心房）	A（心房）	I（抑制）
V（心室）	V（心室）	T（同期）
D（両方）	D（両方）	D（両方）

経皮ペーシングの手順

① ペーシング付き除細動器では，ペーシングモードに設定することで経皮的ペースメーカーとして用いることができます．
② 除細動器のハンドルコードをペーシング専用コードに付け替えます．
③ ペーシングパッドを，心臓を挟むように最大拍動点のある胸骨左縁と背部左肩甲骨の下に貼ります（AEDと同じです）．
④ 開始前に循環動態と意識レベルを評価します．
⑤ 通常50～100mAの電流でペーシングを行います．

Point!
- 意識のある患者では，経皮ペーシング時に痛みを伴うことが多く，鎮痛が必要となります．

第5章
意識障害患者への対応
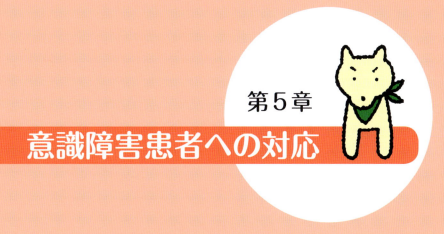

❖ 意識障害患者への対応

意識障害

意識障害とは，意識が清明でない状態をいいます．それを判別するために様々なスケールがあります．また意識障害には，認知を司る大脳皮質の障害で生じる意識内容の変化と，覚醒を司る上行性網様体賦活系・視床下部調節系の障害で生じる意識レベルの低下があります．

意識障害の原因

- 意識障害には，脳自体の障害により生じる一次性脳障害と，脳以外の病変により意識の中枢に機能障害を来す二次性脳障害とがあります．
- 意識障害には様々な原因がありますが，p.26の「AIUEOTIPS：アイウエオチップス」として覚えると便利です．

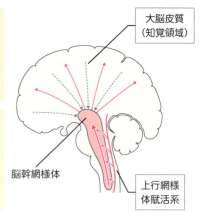

Point!
- 「意識障害＝頭蓋内病変」と決めつけてはいけません．
- 意識障害の発症様式，意識の変動，体位の異常，麻痺，痙攣，呼気臭も鑑別診断の重要な情報となります．

意識の評価方法

- わが国で用いられている意識障害を評価するスケールには，Glasgow Coma Scale（GCS）（p.24参照），Japan Coma Scale（JCS）（p.24参照）があります．

意識障害患者の初期対応

迅速評価
ABCDのどこに異常がありそうかを瞬時に評価する

↓

一次評価
A：気道の評価→気道確保
B：呼吸の評価→酸素投与（呼吸回数，SpO$_2$，聴診など）
C：循環の評価→輸液路の確保，採血，血糖測定，12誘導心電図（血圧，脈拍数，末梢冷感，皮膚の湿潤など）
D：神経学的評価（意識レベル，瞳孔所見，麻痺，脳ヘルニア徴候※の有無）

脳ヘルニア徴候※あり
ABCの安定化を図り，優先的に頭部CT撮影

脳ヘルニア徴候※なし
詳細な神経学的評価
頭部CT撮影
原因検索

※脳ヘルニア徴候（以下のいずれかを認める場合）
- JCS30以上，GCS 8点以下，または2点以上の急激な低下
- 意識障害があり，かつ瞳孔不同・片麻痺・クッシング現象（徐脈を伴う高血圧）のいずれかを合併している

- 意識障害の患者が搬送された時には，患者に声かけをしながら，意識（D）・気道（A）・呼吸（B）・循環（C）の確認を瞬時に行い，ABCDのどこに生理学的異常がありそうかを判断していきます．
- 生理学的異常を認めたのであれば，必要に応じた処置を行いながら蘇生処置を行っていきます．

Point!
- 意識が悪いことに注目しがちですが，ABCの確認と安定化を図ることが大切です．
- 意識障害患者は不明言動や理解力低下など様々な随伴症状を伴うため，ベッド転落やライン類の自己抜去に注意が必要です．

意識障害患者への対応

CT・MRI

CT・MRIは、意識障害の原因検索における画像診断として有用な検査です。ここではごく基本的な読影のポイントを示します。

CTとMRIのメリット・デメリット

	メリット	デメリット
CT	● 検査時間が短い ● 骨の画像診断に有効 ● 造影剤を使って、立体的な画像が作れる ● 広い範囲で検査ができる ● モニターを装着しながら検査が行える	● 放射線を使用するため、被曝する ● 病変と正常組織のコントラストがMRIに劣る ● 血管を調べるためには造影剤が必要 ● 脳梗塞超急性期では写らない
MRI	● 放射線による被曝がない ● 造影剤を使用せずに血管の評価、脳梗塞超急性期の評価ができる ● 病変と正常組織のコントラストが優れている ● 縦横のあらゆる断面画像の撮影が可能	● 検査時間が長い ● 検査時の騒音 ● 一度に検査できる範囲が狭い ● 体内に金属があると検査できない 　（ペースメーカー、ボルトなど） ● 閉所での検査のため、閉所恐怖症の患者では検査ができないことがある

CT

CT（Computed Tomography：コンピュータ断層撮影）とは、X線を利用して身体の内部を画像化する検査です。救急において、意識障害の原因検索を行う画像診断のうち、最も有用かつ重要な検査です。

どう読むの？

● X線吸収率が高いものは白く、低いものは黒く表示されるため、骨は「白色」、脳脊髄液は「黒色」、脳実質はいろいろな濃さの「灰色」に見えます。

Point!

● 骨と脳脊髄液以外のもので「白」「黒」が見えたら異常所見と捉えましょう。
● 「白」＝脳出血、「黒」＝脳梗塞とまずは考えましょう。

正常画像
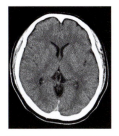

脳梗塞
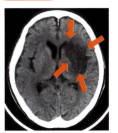

脳出血
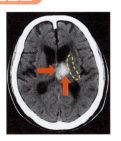

急性硬膜下血腫
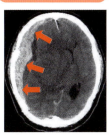

Point!
● 左右対称に見えます。
● 骨と脳脊髄液以外に白と黒の部分は見えません。

Point!
● 画像の右側（左脳）に低吸収域（黒）を認めるため、左中大脳動脈領域の脳梗塞です。

Point!
● 内包（黄色破線）の内側に高吸収域（白）を認めるため、視床出血です。
● 内包の外側であれば被殻出血になります。

Point!
● 三日月型の高吸収域（白）が特徴です。
● 凸レンズ型であれば急性硬膜外血腫になります。

はじめての救急看護 69

◆ 意識障害患者への対応

MRI

　MRI（Magnetic Resonance Imaging：磁気共鳴画像）とは，強力な磁気の力を利用して身体の臓器や血管を撮影する検査です．救急外来でMRI撮影をするのは，ほぼ脳梗塞の診断のためです（脳卒中初期診療アルゴリズム参照）．

どう読むの？

- CTと違いMRIは検査の条件を変えることでいろいろな画像の撮り方ができます．
- T1強調画像（T1WI），T2強調画像（T2WI），T2*強調画像（T2*WI），拡散強調画像（DWI），水抑制画像（FLAIR），拡散係数画像（ADC）がよく撮影されます（各画像の詳細な解説は専門書を読んでください）．

Point!
- 低信号＝黒，高信号＝白と覚えましょう．

T1強調画像：T1WI
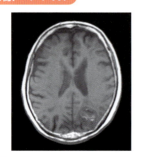

Point!
- 髄液は低信号で描出され，病変の多くは，正常脳実質より低信号で描出されます（＝CTとほぼ同じ）．
- 亜急性期脳出血において，高信号で描出されます．

T2強調画像：T2WI
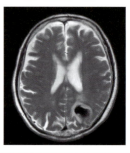

Point!
- T1WIとは逆の色調で描出されます．
- 急性期脳出血では低信号で，出血周囲の浮腫は高信号で描出されます．

拡散強調画像：DWI
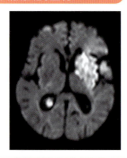

Point!
- 脳梗塞は高信号（白）で描出されます．
- 高信号を見つけたらADC画像を確認しましょう．

拡散係数画像：ADC
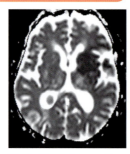

Point!
- DWIで高信号＋ADCで低信号を認めれば，急性期脳梗塞です．
- 低信号でない場合には，発症からの時間経過が長い（1週間以上）などが考えられます．

水抑制画像：FLAIR
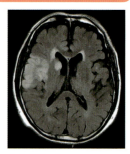

Point!
- T2WIから髄液のみを黒くした画像です．
- 脳梗塞が高信号に描出されます．

意識障害患者への対応

脳卒中初期診療（ISLS）アルゴリズム

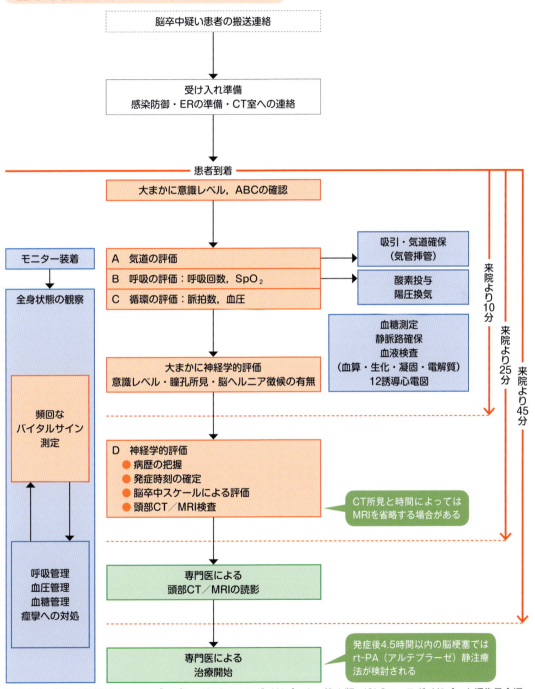

丹下大祐．脳卒中初期診療のアルゴリズム．ISLSコースガイドブック．第1版．ISLSコースガイドブック編集員会編．東京，へるす出版，2006, 19-22. 引用改編

❖ 意識障害患者への対応

ICPセンサー挿入と頭蓋内圧管理

頭蓋内にある頭蓋内容物（脳実質，脳血液量，髄液量）によって生じる圧を頭蓋内圧（intracranial pressure：ICP）といいます．ICPセンサーは，何らかの理由により亢進する頭蓋内圧をモニタリングするために挿入します．通常，ICPはほぼ一定で5～15mmHgで維持されています．しかし，頭部外傷や脳血管疾患などにより脳に損傷が及ぶと，頭蓋内圧が亢進し脳ヘルニアなど重篤な状態に陥ってしまいます．

 どんなときにICPセンサーが必要か？

GCS 8点以下，収縮期血圧90mmHg未満，正中偏位・脳槽の消失などのCT所見，バルビツレート療法や脳低温療法を行う場合などに，ICPセンサーが推奨されています[10]．

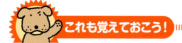 **これも覚えておこう！　クッシング現象**

- 頭蓋内圧亢進により血圧の上昇，脈圧の増加，徐脈がみられ，クッシング現象といいます．
- 頭蓋内圧亢進により脳灌流圧は低下します．この時，脳の循環を保つために脳灌流圧を保とうとする身体の反応によりクッシング現象が起こります．
- 脳灌流圧（cerebral perfusion pressure：CPP）とは，脳に血液を流そうとする圧のことで，平均血圧からICPを引くことで求められます．CPPの低下は脳循環の低下を意味します．

頭蓋内容物別にみる頭蓋内圧亢進の原因

① 脳容量の増加
　脳腫瘍，脳腫脹，脳出血など
② 脳血液量の変動
　脳血管拡張
　脳静脈灌流障害（脳から心臓に血液が戻りにくくなる）
③ 髄液量の増加
　脈絡叢乳頭腫などによる産生過剰
　髄液灌流障害（髄液通路の閉塞などにより）

頭蓋内圧亢進症状

頭痛，嘔気・嘔吐，うっ血乳頭
複視，アニソコリー，意識障害

ICPの値でみる頭蓋内の変化

ICP 16mmHg以上で頭蓋内圧亢進
ICP 25mmHg以上で脳腫脹増強
ICP 40mmHg以上でクッシング現象出現

ICPセンサーおよび頭蓋内圧管理のポイント

- 波形の確認：心拍に同期した波形が見られるか確認します．心拍に同期して波形が見られない場合はチューブの閉塞が考えられます．
- ICPのモニタリング：10～20mmHgを保持します．ICPが25mmHg以上で脳浮腫が出現します．
- センサー刺入部の観察，ガーゼ汚染の程度，感染兆候の有無：刺入部の皮膚の状態やバイタルサイン，血液データなどを確認します．感染兆候がみられた場合，ICPセンサーを抜去することも考慮します．
- CPPのモニタリング：60～70mmHg以上となるよう管理します．脳循環の指標として重要です．
- $PaCO_2$の管理：30～35mmHgに維持します．脳血管床はCO_2の値により変動します．$PaCO_2$が高ければ，血管床は拡張し脳実質を圧迫する可能性があります．また$PaCO_2$が低ければ，血管床は収縮し脳血流が低下します．
- 頭部の挙上：頭蓋内の静脈還流を促し，頭蓋内圧亢進を軽減させるために，ギャッチアップを30°にします．

意識障害患者への対応

ICPセンサー挿入

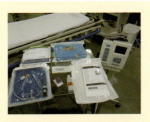

● 必要物品
頭蓋内圧・温度測定カテーテル，切開縫合セット，穿頭用ドリル，ICPセット，クリッパー，滅菌ガウン・滅菌手袋，局所麻酔薬，10mL注射器，メス（尖刃），滅菌覆布（穴なし），消毒，ナイロン糸（3-0程度），ガーゼ，固定用テープ，電気メス，ボーンワックス　（写真は一例）

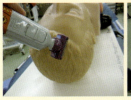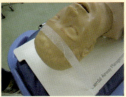

① 体位を整え，クリッパーで術野の除毛をします．場合によっては，伸縮性のないテープなどで頭部を固定することもあります．

② 医師は滅菌ガウン，滅菌手袋を装着し術野を消毒します．
③ 穴あき覆布をかけます．

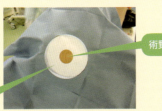

網掛け部分は隠したい　術野

> **Point!**
> ● 術野に対し，通常の穴あき覆布では穴が大きすぎる場合は，穴なし覆布に適切なサイズの穴をあけるなどの工夫を要する場合もあります．

④ 局所麻酔を行い，メスで皮膚を切開し穿頭用ドリルで穴をあけます．出血がみられるので，電気メスやボーンワックスで止血をします．
⑤ ICPセットを挿入し，ICPセンサー本体に接続したあとゼロ点を合わせます．

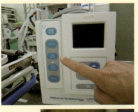

⑥ ナイロン糸で縫合します．その後ガーゼやテープで固定します．

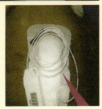

> **Point!**
> ● センサー刺入部はYガーゼをあて，その上からガーゼで覆いテープで固定します．
> ● 固定の際にセンサーが屈曲してしまわないように注意します．
> ● 髪の毛でテープが浮いてしまうので，剥がれないよう注意します．
> ● センサー自体の重さや通常ケア，移動などによりカテーテルが引っ張られることもあります．ループを作成し固定することで，刺入部に張力がかかりにくくなります．
> ● ガーゼ交換は，必ず医師とともに行います．

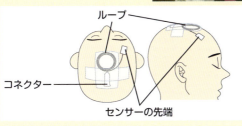

ループ
コネクター
センサーの先端

はじめての救急看護　73

◆ 意識障害患者への対応

腰椎穿刺

　頭蓋内疾患の鑑別を行うとき，CT検査やMRI検査でも確認できない場合には，診断を確定するために腰椎穿刺を行い，腰椎くも膜下腔から髄液を採取して検査を行います．

 ## 腰椎穿刺の目的

髄液から以下の病気を調べます．
- 脳炎　● 髄膜炎　● 脳腫瘍
- ほかの場所で発生した癌が脳や脊髄に転移していること
- 血液疾患（白血病，悪性リンパ腫，多発性骨髄腫など）
- ギランバレー症候群　● 多発性硬化症

髄液検査で得られる代表的な情報

髄液圧

- 圧が高い：髄膜炎，脳腫瘍，出血，静脈洞血栓症など
- 圧が低い：脱水，外傷による髄液の漏れなど

見た目

- 赤みを帯びた色：出血，単純ヘルペス脳炎，静脈洞血栓症など
- 黄色（キサントクロミー）：出血など
- 混濁している：髄膜炎など

正常　淡々血性　キサントクロミー　感染

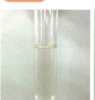
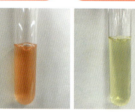
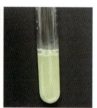

 ## 腰椎穿刺の部位と体位，介助

穿刺部位

- 第3〜4腰椎間（または第4〜5腰椎間）を穿刺します．

体位

- 側臥位をとります（穿刺をしやすくするためにベッドの端に患者の身体を寄せます）．
- 両膝を曲げ，腹部に引き付けるようにして両手で抱え込み，顎を胸につけます．
- 背を丸め，腰椎骨間腔を開くようにします．
- 患者の肩と骨盤がベッドに垂直になるようにします．

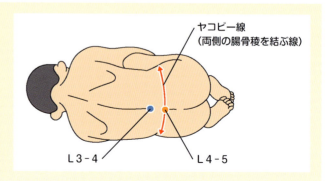

ヤコビー線（両側の腸骨稜を結ぶ線）
L3-4　L4-5

手技のポイント

① 無菌的に局所麻酔を行うための介助をします．
② 患者に体位をとるように説明します．患者が自分自身で体位をとることが難しい場合は，介助しましょう．
③ 採取された髄液を滅菌スピッツに入れる介助をします．
④ 患者に安静を説明します．

Point!
- 検査の前後にバイタルサインを測定しましょう．
- 検査後は，意識レベル，瞳孔，頭痛・嘔気・めまいの有無を観察しましょう．

注意！ ◎ 腰椎穿刺の禁忌

- 頭蓋内圧亢進症状
- 出血しやすい状態（抗凝固薬を使用している）
- 穿刺部分に明らかな感染
- 脊髄に動静脈奇形
- 患者の協力が得られない．

Point!
- 髄液に高い圧力がかかっている場合（頭蓋内圧亢進），腰椎穿刺をすることで脳の周りから腰に向かって髄液が流れます．それにより，脳が脊髄の手前に引き出されてしまいます．これを大後頭孔ヘルニアといい，非常に危険な状態になります．

これも覚えておこう！ 腰椎穿刺後の頭痛

- 腰椎穿刺の後，頭痛が出現することがあります．
- 髄液を採取することで，頭蓋内圧が下がることが原因と考えられています．
- 腰椎穿刺の後，ひどい頭痛が長引く場合は「脳脊髄液減少症」になっている可能性があります．

各髄膜炎における細胞所見

髄膜炎の種類	細胞数
急性細菌性	多核白血球＞300/mm³
急性ウイルス性	単核球＜300/mm³
結核性	単核球および多核白血球＜300/mm³
真菌性	＜300mm³
腫瘍性	通常，単核球

◆ 意識障害患者への対応

髄液漏を疑ったときの検査

髄液漏は，頭蓋底から脳脊髄液が漏れ出てくる状態です．出てくる部位は，耳の穴（髄液耳漏）か鼻の穴（髄液鼻漏）です．髄液漏により，頭蓋内に細菌が入って髄膜炎を起こす危険があります．頭蓋底から脳脊髄液が漏れ出てくる原因として多いのが，頭蓋底骨折です．

Point!
- 頭蓋底骨折は，円蓋部からの骨折線が延長して起こります．
- 脊柱と後頭蓋底がぶつかることで起きる場合や，下顎に加えられた力により顔面・頭部の最深部である頭蓋骨の底部分で骨折が起こる場合があります．

検査方法

- 髄液耳漏と髄液鼻漏を判断するとき，難しいのは髄液鼻漏です．分泌物が脳脊髄液なのか鼻水なのかを見た目では判断できません．
- 脳脊髄液は，糖を含んでいます．そこで，簡単に判別する方法として，ダブルリング試験や，尿試験紙を用いた検査が行われます．

ダブルリング試験

- 分泌物をガーゼに染み込ませたときに，髄液を含んでいると内側より外側が薄くなり，2重の輪（ダブルリング）のように見えます．
- これは，血液と髄液の比重が異なるため，ガーゼへの染み方が変わってくるからです．

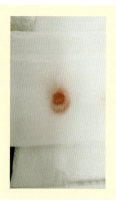

尿試験紙検査

- 鼻もしくは耳からの分泌物を尿試験紙に含ませ，糖の反応を確認します．
- 糖の反応が見られた場合，脳脊髄液を含んでいる（髄液漏）と判断します．

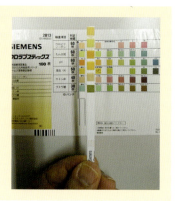

意識障害患者への対応

脳室ドレナージ

ERでは，くも膜下出血・急性水頭症などの疾患で脳室ドレナージを必要とする患者がいます．挿入後の管理が患者の予後にも影響するため，継続した観察が必要になります．

 脳室ドレナージの目的，適応

- 目的：脳髄液や出血の排除，頭蓋内圧のコントロール，脳圧測定，薬液や人工髄液の注入（灌流）
- 適応疾患：くも膜下出血，脳室内出血，急性水頭症，脳室内腫瘍，髄膜炎

側脳室前角へ留置

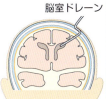
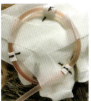
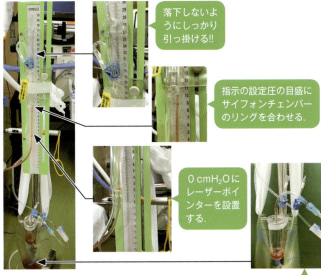

脳室ドレーン

シリコンドレーンは滑りやすいため，しっかり固定する．抜去防止のためループを作って余裕を持たせる！

挿入部，接続部は清潔に！

落下しないようにしっかり引っ掛ける!!

指示の設定圧の目盛にサイフォンチェンバーのリングを合わせる．

0 cmH₂Oにレーザーポインターを設置する．

ワンタッチ式クランプ，ロールクランプの開閉の確認！
フィルターの汚染がないことを確認！
排液バッグ交換も無菌操作で．

これも覚えておこう！　脳室ドレナージの仕組み

- ドレナージ回路はサイフォンの原理（高低差による圧の違い）を利用しています．
- クランプ閉鎖時の順番
  ①患者側のロールクランプ → ②バッグ側のロールクランプ → ③排液バッグのワンタッチ式クランプ → ④チェンバー側のワンタッチ式クランプ
- クランプ開放時の順番　閉鎖時と逆に開放します．

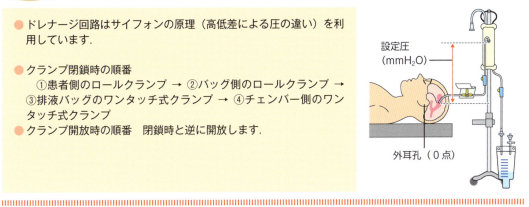

設定圧（mmH₂O）

外耳孔（0点）

第5章

はじめての救急看護　77

◆ 意識障害患者への対応

豆知識 なぜ外耳孔をモンロー孔の高さの基準点（0点）にするのか

- 正確にはドレーンの先端位置が基準点ですが，体外からドレーンの先端位置を見ることはできません．そこで，ドレーン先端位置に近いモンロー孔が外耳孔とほぼ同じ位置にあるため基準点（0点）としています．

脳室ドレナージ留置中の観察項目

髄液

- 髄液の性状：手術直後は血性ですが時間の経過とともに，淡血性→キサントクロミー→無色透明へと変化します（p.73参照）．

注意！ ● 急激に血性に変化した場合は再出血を起こしている可能性も考えられますので，直ちに医師に報告します．

- 髄液量の変化：目標量は病態により異なります．正常な髄液循環から考えると20mL/時以上の排液が続くと低髄圧症を引き起こす可能性があります．全く排液がなければ頭蓋内圧亢進を起こします．

注意！ ◎ ドレーンに閉塞がなければ液面は拍動しています．

- これは脳灌流が心拍出に同期するからです．
- 拍動が消失した際はミルキングはせず，直ちに医師に報告します．
- 拍動消失の原因として①髄液でドレーンが詰まった，または先端が脳室の壁に当たっている，②ドレーンの屈曲，③脳圧亢進のため脳実質に圧迫されて脳室が潰れてしまっている，④脳の血流が途絶えている，などが考えられます．

これも覚えておこう！ オーバードレナージに注意

- 設定圧が低いことが原因で，髄液が予想以上に排液され頭蓋内圧が急激に低下します．それにより，頭痛・めまい・嘔気が出現し，さらには脳出血，脳ヘルニアへ進行します．
- 体位変化時や移送時は0点設定が変動します．逆流防止，エアフィルター汚染防止のため回路のクランプが必要になります．
- 例えば，チェンバー上部のクランプが閉鎖された状態で他のクランプを開放すると，サイフォンの原理によるオーバードレナージを招く恐れがあります！

ドレーン

- 挿入後ドレーンを固定する際にマーキングを行い，ずれていないか確認します．ドレーンの抜去事故は頭蓋内圧亢進や水頭症を引き起こす可能性があり，生命に関わります．
- 設定圧は患者によって異なります．医師の指示通りにサイフォンチェンバーのリングがあっているか確認します．

クランプ開放の確認

- ドレーンには，ロールクランプとワンタッチ式クランプの2種類あります．
- ドレナージ中はすべて開放されていなければなりません．
- 体位変換前後や検査に行く際などは開閉のし忘れがないか十分注意します．

第6章

外傷患者への対応

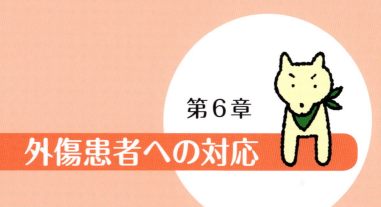

◆ 外傷患者への対応

外傷初期診療と対応

外傷初期診療ガイドラインの普及に伴い，救急医療現場における外傷患者の診療は，それに基づいて実施されています．看護師は外傷初期診療ガイドラインの診療過程を把握して診療の介助や看護を実践しなければなりません．

 外傷初期診療に対する一定の手順（アルゴリズム）

外傷初期診療は，primary survey（生命危機を示唆する生理学的徴候・バイタルサインの迅速評価から緊急蘇生治療までの段階）とsecondary survey（各臓器損傷の診断と治療方針を決定する段階）に大きく分けられています．ガイドラインに基づき一定の手順（アルゴリズム）によって進められます．

Point!
- 最悪の事態を想定しておきます．
- 高リスク受傷の外傷患者は病院到着後に急変する可能性があります．
- 麻酔器をチェックし，気管挿管の用意も必要です．
- 血腫除去術が必要，腹部臓器損傷で外科的処置が必要になることも念頭に置いておきます．
- 手術室の稼働状況なども把握しておきます．

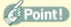 これも覚えておこう！　致死的胸部外傷

- TAFな3X（p.26, 84参照）．

患者搬送までに行うこと　（p.11参照）

「受け入れ準備」とは，単に治療・処置に必要な物品を準備するだけでなく，搬送されてくる患者の病態や，行われる治療や処置の予測といったアセスメントに基づく物品と人員の準備・調整を含んでいます．人的・物的資源を最大限に活用できるように準備を整えることによって，初期診療を迅速かつ円滑に進めることが可能となります．準備不足は，時として一刻を争うような緊急処置に悪影響を及ぼし，患者の生命を左右する事態を招きます．したがって，外傷患者に関わる看護師は外傷初期病態，治療・処置，診療の流れに精通し，受け入れ準備を行うことが求められます．

外傷初期診療の基本

- 人員・設備確保は？：看護師，放射線技師，血管撮影室や手術室の使用可否など．
- 救急外来の準備は？：加温輸液（最低2,000mL），採血の用意，輸血在庫の確認と異型輸血プロトコールの発動，トラネキサム酸の準備，気管挿管の準備，吸引器のチェックなど．
- 検査器材は？：エコー，ポータブルX線など．
- 事務手続きは？：救急受付への連絡，救急カルテの用意，警備室への連絡．
- 検査オーダーは？：放射線，血液検査などあらかじめわかっているオーダーは確認しておきます．放射線検査では胸部単純X線と骨盤，頭部CT（セカンダリー），血液検査では血算，電解質，肝機能・腎機能，感染症，血液型などが必要になります．
- 感染予防を実施：スタンダードプリコーションまたはCOVID19対応PPEの実施．

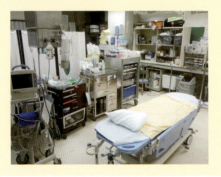

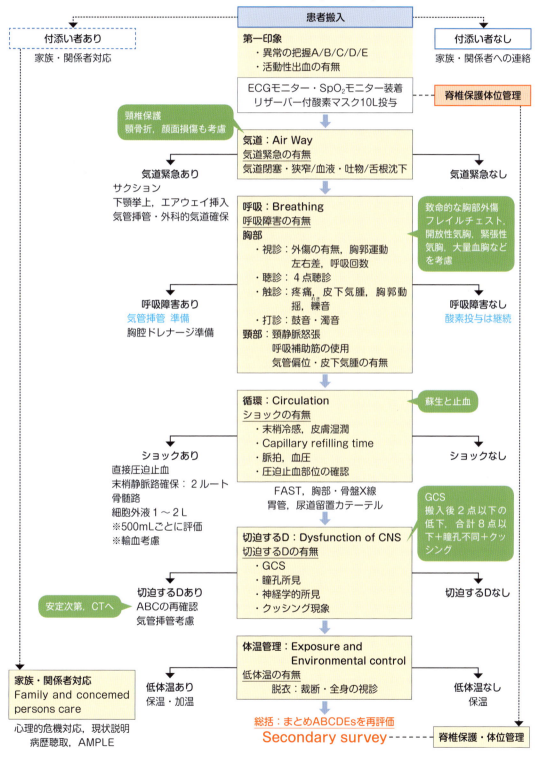

❖ 外傷患者への対応

初療室入室までに行うこと

◎救急車搬入口に迎えに行き「第一印象」を確認します．

- 患者さんに「安心してください．病院に着きましたよ．わかりますか？」と呼びかけます．これにより患者の意識状態の判断ができます．「お名前は？」と尋ねて答えてくれれば，意識状態，気道の開放，自発呼吸の有無が確認できます．
- 手を握り末梢循環の状態を触感で判断します．冷たく湿潤していれば，末梢循環不全が判断できます．
- 必ず，自分が救急車搬入口まで行って，扉が開いた直後から患者さんの全身状態把握を始めます．
- 得た第一印象を周囲に周知します．

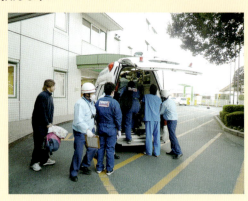

最初の5分で行うこと

- 救急隊の情報を聞きつつ救急室処置室へ搬入後，モニター装着・バイタルサイン測定を実施します．

Primary survey

- 全身状態を生理学的に評価，検索します（p.22参照）．
- ABCDEアプローチに基づき，生命維持のための生理機能の維持・回復を最優先として検索・対処します．
- ABCDEアプローチの前半部は，心肺蘇生におけるABCに準じたものであり，外傷診療におけるABCは「それらを脅かす要素」を意味しています．

検査・手術での観察

Secondary survey

- 全身を解剖学的に評価，検索します（p.25参照）．
- アレルギー歴や最終食事時間などAMPLE（アレルギー歴，常用薬，既往歴，最終食事，受傷機転）の内容の聴取をします．
- ログ・ロール法で背面の観察を行います．

CT・X-Pの撮影のため移動

- 移動のための酸素ボンベ，追加の輸液，移送用モニターを用意します．
- モニター画面は，各種パラメーターが表示されるようにセットします（p.28参照）．

多発肋骨骨折

肋骨骨折は，胸部外傷の中で最も発生頻度が高い外傷です．臓器損傷を伴うことが多く，呼吸障害を生じやすいです．多発肋骨骨折とは，片側4本以上の骨折をいいます．

フレイルチェスト

　フレイルチェスト（flail chest）とは連続する3本以上の肋骨または肋軟骨に，それぞれ2カ所以上を骨折しており，連続性を失った胸壁部分（動揺区画）が，呼吸により胸郭運動とは逆方向の運動（奇異呼吸）を呈する病態です．

動揺区画（フレイルセグメント，flail segment）

肋骨骨折による動揺区画

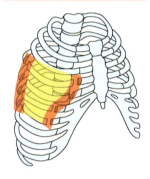

両側肋軟骨骨折による動揺区画

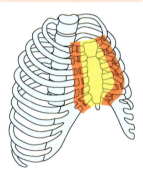

> **Point!**
> ● 連続する複数の肋骨または肋軟骨が，それぞれ2カ所以上骨折を起こし，連続性を失った胸壁部分です．

赤部：骨折箇所
黄部：動揺区画

奇異呼吸

　胸郭全体との連続性を断たれ，吸気時に陥没，呼気時に突出するという奇異な呼吸様式です．

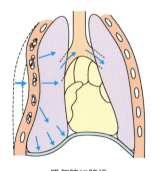

吸気時に陥没

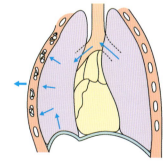

呼気時に突出

◆ 外傷患者への対応

多発肋骨骨折による障害と治療

起こりうる障害	主な原因	治療方針
低酸素血症	肺挫傷，気胸，血胸などの機械的ダメージ	陽圧換気での奇異呼吸の安定化
換気障害	疼痛による呼吸運動抑制	鎮痛

Point!
- 多発肋骨骨折は，フレイルチェストの有無にかかわらず，肺挫傷，気胸，血胸の合併とともに酸素化を障害されることが多くあります．
- 疼痛により，咳や自発呼吸が抑制され，低換気から無気肺を起こしやすくなります．

これも覚えておこう！

TAFな3X

心タンポナーデ	Tamponade
気道閉塞	Airway obstruction
フレイルチェスト	Flail chest
緊張性気胸	Tension pneumothorax
大量の血胸	Massive hemopneumothorax
開放性気胸	Open pneumothorax

- フレイルチェストは，致死的な胸部外傷の一つです．

病院前での圧迫固定

- 救急隊がフレイルセグメントに対して圧迫固定を実施して搬送されることがあります．
- 圧迫し動揺を抑える目的で実施されます．
- 厚手のガーゼorタオルなどをあて幅広テープで固定しています．

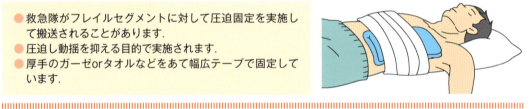

陽圧換気時の観察

◎ 陽圧換気によって，血気胸を発症・悪化させることがあります．
- 疼痛とともに，頸部から胸部の観察を実施し，状態の変化について注意深い観察が必要です．

外傷患者への対応

骨盤外傷（骨盤固定）

骨盤外傷，特に骨盤骨折は，重症化しやすい外傷の1つで，骨折部自体からの出血も多く，また臓器や血管損傷を合併すると大量出血を来し，出血性ショックを呈します．

骨盤骨折の出血を制御するために外固定を行います．外固定法には，①簡易固定法（シーツラッピング，骨盤固定スリング，T-POD），②創外固定，③Cクランプがありますが，ここでは救急における第一選択として骨盤固定スリングについて示します．

 ## 骨盤固定スリング

- 装着は1名でも実施可能ですが，2名で行うことが望ましいです．

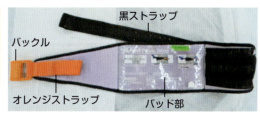

黒ストラップ
バックル
オレンジストラップ
パッド部

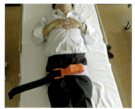

骨盤固定スリングの装着

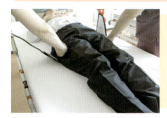

- パッド部の幅の中央が大転子部の位置と重なるように骨盤固定スリングを敷き込みます．
（敷き込む際には，フラットリフトで患者を持ち上げるか，できなければ膝下から骨盤固定スリングを敷き込んで大転子のほうに滑らせるようにして引き上げます）

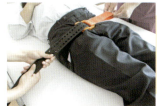

- 黒ストラップをバックルに通し，先端を反転させて引っ張ります．同時にオレンジストラップも引っ張ります．
- バックルからクリック音が聞こえ，引っ張った黒ストラップが停止した感触があるまで左右同時に引っ張ります．

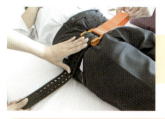

- 黒ストラップを緩めることなく引っ張ったままでパッドの表面にしっかりと押しつけます．

骨盤固定スリング装着の実際

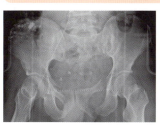 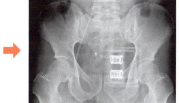 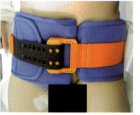

❖ 外傷患者への対応

脊髄損傷

　病院前救護において，受傷機転・傷病者の状態や所見に基づいて，個々に脊椎・脊髄損傷の可能性を判断し，適応となった場合は病院前から二次的損傷を与えないよう，脊椎運動制限（Spinal Motion Restriction：SMR）を行いながら搬送されてきます．医療施設においても防ぎ得た外傷死や後遺障害を回避するため，脊髄損傷を的確に判断し，急性期から適切な治療・管理を通して，神経機能の改善と臓器障害・合併症の予防に努めて対応することが大切です．

脊椎の保護

Point!
- 脊髄の損傷部位が悪化しないよう，脊椎の側屈や回旋がない正中中間位（ニュートラルポジション）で安定化させることに努めます．
- 二次的な脊髄損傷が生じないように対応します．

- 頸髄損傷では四肢麻痺，胸髄以下の損傷では対麻痺が出現します．

用手固定

両方の掌で患者の側頭部を包み込むように把持し，用手的に頭部を保持して，仰臥位で正中中間位とし，他動的な負荷をかけないように頸椎の保護を行う方法です．

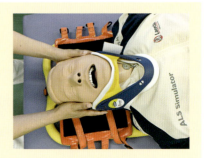

注意！
- 耳を塞がないように保持しましょう．聞こえにくくなると患者は余計に不安に感じます．

頸椎装具

- 病院前から装着されてくるソフトカラータイプの頸椎カラーは，サイズの調整が可能ですが，縦方向の固定性が低いです．

Point!
- 全身固定をしていない場合は頭部の用手固定が必要になります．
- 適切なサイズが選択されて装着しているか，改めて装着する場合は，顎下と肩のラインで長さを確認し調整します．
- 緩みのない固定，鼻とあご先と臍のラインが一直線上で固定されることを確認しましょう．

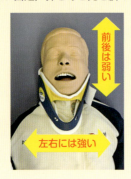
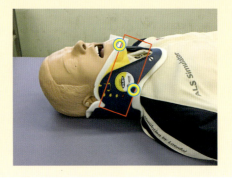

外傷患者への対応

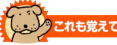 これも覚えておこう！　フィラデルフィアネックカラー

● 長期使用となる場合は，フィラデルフィアネックカラーなど顎固定を含める器具に変更する場合もあります．

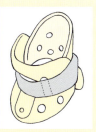

全身固定

● 全身固定は，頸椎カラー，頭部固定具，バックボード，固定ベルトを用いた固定法です．

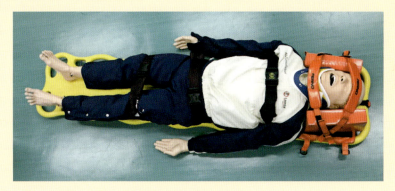

 これも覚えておこう！　全身固定の解除

● 搬入後は観察のためにも全身固定を解除します（アンパッケージ）．
● 解除する際は，頭部から解除し用手保持を行います．
● その後に，体幹を固定していたベルトをはずしましょう．

注意！
● 体幹の固定ベルトからはずすと，頭部だけが固定され体が自由に動くようになるため（スネイキング），頸髄損傷を助長する可能性があります．

 Point!
● どの装具も正中位にする時に疼痛が生じる場合は，無理に正中位にせず毛布やタオルとテープを使用してそのままの体位で固定します．
● 長時間の装着によって皮膚障害の合併症が生じるため，適切なサイズの調整と，皮膚の観察・清潔に努めます．
● 皮膚障害は，装具と密着する部位はもちろんですが，装着することで後頭部や肩などにも負担がかかって生じやすくなります．

◆ 外傷患者への対応

圧迫止血

外傷患者では様々な部位で循環障害が発生し，出血性ショックに至る重症例もあります．外傷患者には適切な圧迫止血が必要です．

臓器損傷や大血管損傷では失血の程度が大きいことは予測できますが，損傷が小さく出血が大量でなくても複数の損傷が重なれば出血性ショックへと移行する可能性もあります．

 ## 圧迫止血の適応

- 外出血としての活動性出血の状態に対して行います．
  （活動性出血；動脈性・静脈性を問わず出血が持続している状態）
  ・毛細血管からにじみ出るような出血（毛細血管性出血）
  ・静脈からじわじわと出る出血（静脈性出血）
  ・動脈の拍動とともに勢いよく噴出するような出血（動脈性出血）
- 循環血液量の20％以上の出血は，循環血液減少性ショックに陥ります．
- 40％超の出血では心停止の危険が生じます．

注意！ ● 同じ出血量でも急速に出血した場合は要注意です．

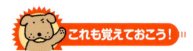

出血がとまらない…

- 患者の既往歴にも注目してみましょう．
- 抗凝固薬を服用していないだろうか？ 心疾患・脳梗塞後の継続治療などはないか？確認します．

 ## 直接圧迫止血法

- 止血法の第一選択．適切に行えばほとんどの外出血に対して有効です．
- 禁忌はありませんが，創を愛護的に扱い不必要な損傷や疼痛の増強を避けます．

❶ 創部へガーゼを厚く当て，ガーゼ上から圧迫

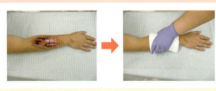

Point!
- 圧迫部位がずれると止血効果は期待できません．
- 止血できないときは，創を損傷しないように愛護的にガーゼなどを取り除き，出血しているところを確認し再度試みます．

注意！ ◎ 圧迫している手は動かしません

❷ 血液が滲出してきたら

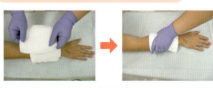

Point!
- 圧迫したガーゼに血液が滲出してきたら，新しいガーゼを上から重ねて圧迫を継続します．

注意！ ● 血液汚染が著しいガーゼは止血効果が低下するため，新しいものと交換します．

外傷患者への対応

❸ 止血ができたらガーゼを包帯などで固定

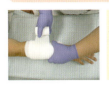

Point!
- 静脈性出血や毛細血管性出血では，弾性包帯を巻くことによって圧迫できます．

間接圧迫止血法（止血点圧迫法）

- 出血部位よりも中枢の動脈を指などで圧迫して止血する方法です．

❶ 創部を観察し，出血している部位を確認

❷ 中枢側の動脈を圧迫

- 出血部位より，中枢側の動脈（上肢；上腕動脈　下肢；大腿動脈など）を指などで圧迫します．
- 直接圧迫止血法と併用することもあります．

 上腕動脈 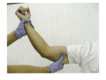　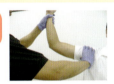 腋窩動脈　 大腿動脈

Point!
- これらの方法で止血できないケースや切断肢では止血帯を用います．

止血帯法

- 専用の空気止血帯や幅の広い帯状のゴム（エスマルヒ駆血帯）などで上肢や下肢を駆血して止血する方法です．
- 適応：四肢の轢断や切断などによる激しい出血がある場合
  直接圧迫止血法では止血できない場合

 空気止血帯（電気） エスマルヒ駆血帯

- 空気駆血帯の圧力は，収縮期血圧の2.5倍が必要です．

❶ 中枢側に止血帯を巻く

- 出血部位より中枢側の上腕または大腿に空気止血帯（エスマルヒ駆血帯）を巻きます．

❷ 動脈を駆血

- 空気止血帯を膨らませた（エスマルヒ駆血帯を巻いた）部分の動脈を駆血します．

❸ 末梢循環を維持

- 駆血開始時間を記録します．
- 30分ごとに1分間駆血を解除し，末梢組織の循環を維持します．

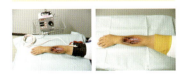

記録例

17：35〜	300mmHgで駆血開始
18：05	駆血解除，じわじわと出血あり
18：06	駆血再開

注意！
- 空気駆血帯の圧力不足やエスマルヒ駆血帯の緊縛が不十分であると静脈がうっ血し，かえって出血を助長してしまいます．

◆ 外傷患者への対応

減張切開

　全周性熱傷による浮腫やコンパートメント症候群による筋膜や筋，骨膜により境界された区画の組織間液圧が増大することで，末梢の循環障害や神経障害を引き起こしている場合，減張切開が行われます．

 ## 減張切開の適応

- 全周性のⅢ度熱傷による血管透過性亢進に伴う強い浮腫のために引き起こされる循環障害，神経障害が出現している場合
- コンパートメント症候群による筋区画圧の上昇に伴う循環障害，神経障害が出現している（正常内圧は20mmHg以下であり，35〜45mmHg以上で適応）場合

Point!

循環・神経障害の程度を知る方法として
- 胸部：胸郭の動き，気道内圧，血液ガス分析
- 腹部：膀胱内圧などを参考に腹腔内圧を測定
- 四肢：チアノーゼの有無，動脈の触知（上肢では橈骨動脈，尺骨動脈．下肢では足背動脈，後脛骨動脈），痛覚検査

 ## 減張切開の実際

　実施の際は，静脈麻酔下（意識レベル低下，疼痛自覚の有無により無麻酔）に電気メスを用いて，皮下または必要に応じて筋膜まで切開します．また，切開時に出血の可能性があるため，止血のためのバイポーラも準備しておきます．

電気メス本体

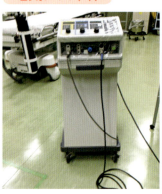

電気メス（左），バイポーラ（右）

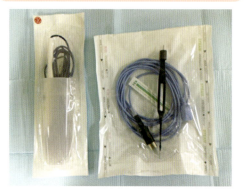

外傷患者への対応

減張切開の部位

- 頸部は側頸部を切開します．
- 胸部ではまず胸郭の側方を切開します．
- 腹部は特に重要な血管や神経はありませんが，腹部内圧を下げるために筋膜まで切開します．
- 上肢では外側から切開し，減圧ができない場合に内側も切開します．
- 下肢は，内側と外側を切開します．

注意！
- 手関節以遠では，神経や血管の走行が多く，損傷により機能障害が起こる可能性が高くなります．

体幹・四肢の切開線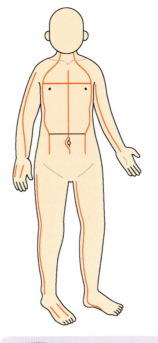

手の切開線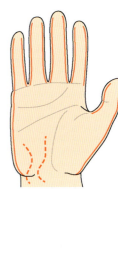

胸部から腹部への減張切開例

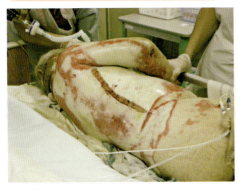

注意！ ◎ 減張切開による合併症
- 切開による出血
- 神経損傷
- 感染

これも覚えておこう！ デブリドマン

- デブリドマンとは，壊死・挫滅・異物などのため，創の正常な治癒を妨げる組織を除去することです．
- 焼痂が感染の原因となることがあるため，できるだけ早期に全切除することが原則となります．

注意！

◎ 呼吸循環の救命処置を行ったうえで，減張切開を行います．
- 早期発見で早期対応が重要で，著明な疼痛と患部の異常な腫脹が重要な兆候です．
- 出血や浸出液により循環の変化を来しやすいため，モニタリングをきっちり行います．

◆ 外傷患者への対応

骨折の固定

骨折の固定には外固定と内固定（手術で体内に固定剤を入れる）があります．治療の選択は，個々の損傷状況のほか，年齢，生活状況，職業，身体的予備力などにより判断され，施設によっても選ばれる方法が違います．ここでは外固定（体外から骨折部位を固定する）について示します．

 骨折の固定法

ギプス固定では，骨折部を挟む上下の関節を含む固定が原則です（2関節固定の原則）．

	保存療法（外固定）	手術療法（内固定）
方法	●体外から骨折部位を固定する．（スプリント，ギプスなどを用いる）	●手術で体内に固定剤を入れて骨折部を連結し固定する．（スクリュー，プレート，Kワイヤー，髄内釘などを用いる）
利点	●非侵襲的 ●小児では成人より骨癒合が早く，短期間の外固定で済むため，関節拘縮が起きにくい．	●骨を直接的に操作することで骨折部を良好な整復位で固定・保持できる． ●術後早期から関節運動，荷重歩行訓練が可能な場合が多い． ●隣接関節拘縮，骨筋萎縮が起きにくい．
欠点	●治療が長期に及ぶ． ●高齢者では長期臥床により深部静脈血栓症や褥瘡・廃用症候群・肺炎を併発しやすい．	●侵襲的 ●骨折を覆う軟部組織の損傷を悪化させる可能性がある． ●創部感染が生じると骨髄炎・偽関節・内固定剤の破綻など危険な状態を招く．

ギプス固定

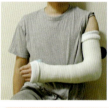
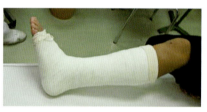

スプリント（シーネ）固定

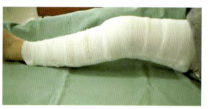

骨折固定の観察

●固定後24時間は，数時間ごとに循環障害，神経障害が生じていないか観察し評価しましょう．

> **注意！** ●循環障害（皮膚色の変化，冷感）・神経障害（疼痛，しびれ，運動・知覚鈍麻）が生じた際は，緊急処置が必要な場合があります．

●固定後に，骨折部位の疼痛緩和，変形の整復がされているかを評価しましょう．
●局所の安静を保ち，挙上しておくと，末梢側の浮腫が軽減されます．

外傷患者への対応

これも覚えておこう！

生じやすい神経障害

- 骨折部の腫脹やギプス固定の圧迫によって起こります．
- 腓骨神経麻痺：下腿の外側から足背にかけて感覚鈍麻が生じ，背屈できなくなり下垂足（drop foot）になります．
- 橈骨神経麻痺：橈骨神経が上腕の中央部で傷害されると，手首の背屈と手指の付け根の関節が伸展できない下垂手（drop hand）になります．肘関節の屈側で傷害されると，手首の背屈はできますが，手指の付け根の関節が伸展できない下垂指（drop finger）になります．下垂手では母指側に感覚障害がありますが，下垂指では感覚障害はあまり認めません．

骨折に伴う推定出血量

- 骨折は出血を伴います．
- 大腿骨は人体最大の長管骨であり，血流も豊富です．
- 骨盤や大腿骨などの骨折では，出血性ショックに陥る危険があります．

骨盤骨折	1,000〜4,000mL
大腿骨骨折	500〜1,000mL
脛骨骨折	500mL
上腕骨骨折	350mL
肋骨骨折	100mL

骨折固定の実際

ギプス固定の物品

- ①メリヤス編みチューブ包帯（ストッキネット®），②ギプス用包帯（オルテックス®），③ギプス（キャストフレックス®），④ギプスハサミ
- 処置シーツ，水（ディスポトレイまたはギプス用のバケツがあると良い），処置用手袋

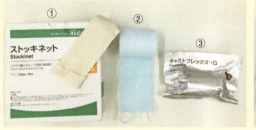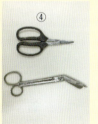

ギプス固定の手順

① 患者にギプス固定の必要性を説明し，固定部の汚染を清拭し清潔にします．
② 処置時に周囲や衣服が汚れないように，処置シーツを敷き準備します．
③ 徒手整復後に固定を始めます．
④ 患部に合わせたサイズ・長さのストッキネット®をかぶせます．
⑤ 患部に合わせたオルテックス®を巻きます．
⑥ 患部に合わせたキャストフレックス®を巻きます．
⑦ キャストフレックス®が直接皮膚に触れないように，ギプスハサミで調節します．

注意！ キャストフレックス®について
- 直接触れないように処置用手袋を着用して介助します．
- 使用直前に開封し，静かに2〜3秒水に浸したら，軽く絞ります．
- 温湯で硬化が早まるため，必ず水を準備します．

はじめての救急看護

◆ 外傷患者への対応

牽引療法（大腿骨骨折）

牽引療法は，骨折治療における整復の1つです．介達牽引と直達牽引があり重錘を用い牽引します．大腿骨骨折では転子下・骨幹部骨折によく用いられます．

早期に手術が実施される場合は行われないことも多く，大腿骨転子下・骨幹部骨折および下腿骨幹部骨折の手術待機期間に行われることがあります．

牽引の目的

- 持続的に牽引することで，徒手整復後の整復位を保持します．
- 手術の待機期間に可及的整復位を得るために行います．
- 安静による筋緊張や炎症を鎮静化します．
- 疼痛を緩和します．

牽引の種類

どちらの方法も，効果的な方向に適切な重量で牽引されていることが重要です．

	介達牽引	直達牽引
方法	● 絆創膏やスポンジバンド（スピードトラック）を包帯で巻いて皮膚を介して牽引する方法 ● 重錘の目安：2〜4kg	● 直接骨にキルシュナー鋼線（Kワイヤー）を刺入して牽引する方法 ● 重錘の目安：5〜7kg
利点	● 簡便，非侵襲的	● 確実に牽引力が得られる．
欠点	● 牽引力が弱い． ● 摩擦・圧迫による皮膚損傷や神経・循環障害を来す場合がある． ● 腓骨小頭圧迫による腓骨神経麻痺のリスクが高い．	● 侵襲的 ● 鋼線刺入部の感染リスク，皮膚損傷のリスクがある．

👉 Point!
- 骨折部位を整復位で牽引できているか，適切な位置に架台・馬蹄があり皮膚への接触・圧迫がないか
- 長軸方向へ牽引されているか，牽引ロープの緩みはないか，重錘が接地していないか，滑車を通して確実に牽引できているか
- 良肢位で骨折部の安静が保たれているか
- 腓骨小頭が圧迫される肢位になっていないか，骨折部および末梢の神経障害・循環障害が生じていないか
- 鋼線刺入部の皮膚損傷・感染徴候（発赤・浸出液・腫脹など）はないか　　　　　　を観察します．

注意！ ● 骨折が局所でもギャッチアップや体位変換は制限され，安静保持により廃用症候群のリスクが高くなることを理解しておきます．

外傷患者への対応

直達牽引の実際

直達牽引の物品

- 鋼線牽引セット（滅菌）：キルシュナー鋼線（Kワイヤー），手回しドリル，留め金・固定皿（各2個），馬蹄，フック（馬蹄，フックは滅菌でなくても良い）

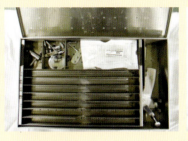
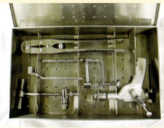
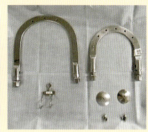

- 重錘，重錘つり，ロープ
- ブラウン架台，処置シーツ
- 滅菌ドレープ，ガーゼ，切込みガーゼ，消毒薬（ポビドンヨード），消毒用綿球，鑷子，局所麻酔剤（1％キシロカイン），10mLシリンジ，24G注射針

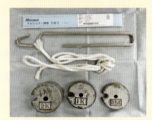
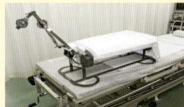
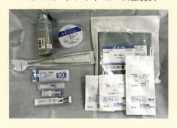

直達牽引の手順

① 患者に牽引療法の必要性を説明し，牽引部位の汚染を清拭し清潔にします．
② 処置時に周囲や衣服が汚れないように，ブラウン架台に処置シーツを敷き準備します．

- 牽引後のベッド移動は患者に負担となるため，外来処置では，あらかじめ入院用ベッドに移動して行うと良い．

③ 徒手整復後にブラウン架台に患肢をのせ，清潔操作で処置を始めます．
④ 鋼線刺入部の消毒を行い，局所麻酔を行います．
⑤ 清潔操作で鋼線牽引セットを開封します．
⑥ 手回しドリルで鋼線を刺入し，固定皿を当て留め金で固定します．
⑦ 鋼線に馬蹄・フックを取り付け，滑車を通したロープにフックをつなげます．

- 馬蹄に取り付けた鋼線の先端は危険なため，注射針のキャップやビニールテープなどで保護します．

⑧ 重錘つりに重錘を丁寧に取り付け，牽引を開始します．

- 患肢が長軸方向に牽引され，良肢位が保持できていることを確認します．

◆ 外傷患者への対応

熱傷処置

熱傷は生命予後やその後の生活レベルに大きな影響を与えることがあります．治療の成功の鍵は，受傷直後からの適切な全身管理と創処置を行うことです．

 熱傷の初期対応はここが大事！

熱傷の重症度を知る

深度分類	状態・治癒過程
I度	● 表皮熱傷で受傷部の発赤のみ ● 瘢痕を残さず治癒
浅達性II度 (SDB)	● 水疱形成あり．水疱底の真皮が赤い（痛い！） ● 1～2週間で表皮化し治癒する．
深達性II度 (DBB)	● 水疱形成あり．水疱底の真皮が白色（痛くない） ● 3～4週間で表皮化．肥厚性瘢痕やケロイドを残す可能性あり．
III度	● 皮膚全層の壊死．白色か褐色レザー様．炭化． ● 植皮を施行しなければ肥厚性瘢痕や瘢痕性拘縮．受傷部位の辺縁からのみ，1～3カ月以上を要し表皮化

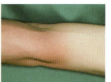 I度熱傷　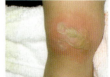 浅達性II度熱傷

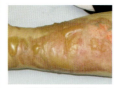 深達性II度熱傷　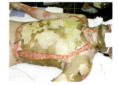 III度熱傷

 Point!
● 受傷当日は正確な分類ができない．

◎ **熱傷深度は進行するという意識をもつ！**

Artzの基準

重症熱傷：熱傷専門施設での入院加療を要する
II度熱傷30%以上
III度熱傷10%以上
顔面・手・足のIII度熱傷
気道熱傷の合併
電撃症
軟部組織の損傷や骨折を伴うもの
中等度熱傷：一般病院での入院加療を要する
II度熱傷15～30%
III度熱傷10%以下（顔・手・足を除く）
軽症熱傷：外来通院可能なもの
II度熱傷15%以下のもの
III度熱傷2%以下のもの

BIとPBI

熱傷指数（Burn Index：BI）
　III度熱傷面積 ＋ II度熱傷面積 × 1/2
　10～15以上：重症

予後熱傷指数（Prognostic Burn Index：PBI）
　熱傷指数 ＋ 年齢（歳）
　70以下：生存の可能性高い
　100以上：予後不良の重症
　120以上：致死的

 Point!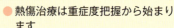
● 熱傷治療は重症度把握から始まります．
● チームで重症度を共有することは迅速な治療を行っていく上でとても重要です．

ABCの評価と安定化は最優先事項！

	観察項目	必要な対応	知っておくべきこと
A（気道）	●気道熱傷はないか？ 顔面熱傷，鼻毛の焦げ，口鼻腔の煤，煤が混じった痰，嗄声，喘鳴，閉所や熱い蒸気吸入のエピソード ●胸郭熱傷の有無 頸部，胸郭の広範囲，全周性Ⅲ度熱傷	●気管挿管 ●減張切開（p.90参照）	挿管困難となる前に，早めの挿管を考慮する． 胸郭熱傷は換気障害が起こるため緊急性が高い．
B（呼吸）	●CO中毒はないか？ 状況評価（CO暴露のエピソード） 動脈血CO-Hb濃度≧10％ 頭痛・嘔吐・倦怠感・顔色 CT/MR所見で両側淡蒼球に異常所見	●高濃度酸素投与	火災での死亡原因はCO中毒が最も多い．絶対に見逃してはならない病態． SpO_2をあてにしない！
C（循環）	●循環血液量減少性ショックはないか？ 心拍数・血圧・尿量（0.5mL/kg/時が目安） ●急性腎不全はないか？ 尿量（0.5mL/kg/時が目安） BUN・CRE・ヘモグロビン尿の有無	●初期輸液療法 パークランド公式を活用 輸液量＝熱傷面積（％） 　　　×体重（kg）×4 最初の8時間で半分投与 16時間で残りの半分投与	細胞外液が血管内に入る量は全体の1／4のみ．残りは血管外に入っているため，肺水腫や浮腫による皮膚トラブルには注意が必要！

熱傷は疼痛管理が重要！

疼痛に伴う負のスパイラル

 → →  →

疼痛 → せん妄 → 酸素消費量増大 → 臓器障害

Point!
●しっかり疼痛管理をして酸素消費量を軽減させましょう．

Point!
●熱傷は循環血液量が減少しているため副作用症状が出やすくなっています．
●鎮痛薬使用時は厳重なモニタリングを行いましょう．

よく使用される鎮痛薬

ケタラール®
特　徴：鎮静と鎮痛の両方の作用をもつ．
副作用：徐脈，血圧低下，呼吸抑制，唾液分泌過多，幻覚

フェンタニル®（p.132参照）
特　徴：効果発現が速やか，鎮痛効果が強い．
副作用：呼吸抑制，血圧低下

プレセデックス®（p.133参照）
特　徴：呼吸抑制・せん妄が少ない．
副作用：徐脈，低血圧

熱傷処置の目的を知る

熱傷処置の目的には感染対策，創傷治癒促進，壊死組織除去があります．

外用剤の使い分け

	目的	使用外用剤
Ⅱ度熱傷	湿潤環境維持	●ワセリン軟膏基剤を基本とし，熱傷の広さ・深さの状況により主剤（抗生物質，ステロイドなど）を選択することが推奨．その後は目的によって適宜変更する（アズノール®軟膏，プロスタンディン®軟膏，ユーパスタ®，カデックス®など） ●Ⅱ度熱傷ではbFGF製材（フィブラスト®スプレー）の併用を考慮
Ⅲ度熱傷（少範囲）	壊死組織除去	ブロメライン®軟膏，ソルコセリル®軟膏
Ⅲ度熱傷（広範囲）	感染予防	スルファジアジン銀（ゲーベン®）クリーム

MEMO

第7章
急性腹症への対応

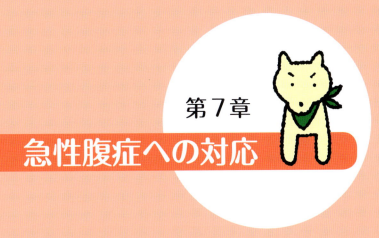

◆ 急性腹症への対応

急性腹症

急激に発症する腹痛を特徴とし，緊急手術が必要かどうかを判断しなければならない疾患群をいいます．救急看護において，ここでは吐血と下血について示します．

吐血と下血

血液の嘔吐（吐血）や，肛門からの血液排泄（下血）を来す病態は様々であり，バイタルサインの観察と並行して予測的に関わっていく必要があります．

吐血と下血の違い

	吐血	下血
原因	トライツ靱帯より口側の上部消化管からの出血	消化管上部，下部いずれかからの出血
色調	鮮紅色：胃内停滞時間が短い 褐色：胃内停滞時間が長い （コーヒー残渣様ともいう）	タール便ともいわれ，黒く粘々した外観 鮮紅色の血液が付着した血便の場合もある

Point！
- 上部消化管出血の多くは少量の出血が消化管を移動し，最終的に下血となって初めて明らかとなることもあります．
- 出血量や出血速度，腸管の通過障害などの影響を受けるため，色調だけで出血部位は断定できません．

吐血，下血を来す疾患

	既往歴・症状・観察結果	疑われる原因疾患
吐血	肝硬変：アルコール多飲，黄疸 腹水貯留，腹壁静脈怒張	胃・食道静脈瘤破裂
	飲酒後：頻繁な嘔吐の反復	マロリー・ワイス症候群
	心窩部痛：ストレス 非ステロイド性消炎鎮痛薬使用歴	急性胃粘膜病変，胃潰瘍
	食後の胸やけ	逆流性食道炎
	体重減少，食欲不振，倦怠感	悪性腫瘍
下血	腹痛，心房細動 大動脈解離や腸間膜動脈塞栓症	虚血性疾患
	突発：腹痛，嘔吐，便秘	腸重積
	突発：鮮紅色の下血，大量の下血	憩室炎

これも覚えておこう！ 胃・食道静脈瘤破裂

- 胃・食道静脈瘤破裂では，肝硬変を合併していることが多く，凝固機能低下により止血困難な状態に陥りやすくなります．
- 出血による循環血液量減少性ショックに至る危険性が大きいので，特に注意が必要です．

急性腹症への対応

腹部画像検査

急性腹症の患者に対する画像検査として単純X線やCTを行います．いずれも侵襲が少なく，特別な処置や長い時間を必要とはしません．

腹部画像検査の特徴

- 単純X線やCT検査は日常よく行われる画像検査のひとつです．例えばER処置室でポータブル撮影で行うこともありますが，検査室に移動することも多いと思います．
- 移動中の苦痛の増強，急変に備えた準備をして搬送しましょう！（p.28参照）

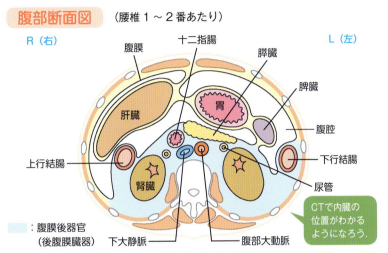

腹部断面図（腰椎1～2番あたり）

R（右）／腹膜／十二指腸／膵臓／L（左）／肝臓／胃／脾臓／腹腔／上行結腸／下行結腸／腎臓／尿管／下大静脈／腹部大動脈

■：腹膜後器官（後腹膜臓器）

CTで内臓の位置がわかるようになろう．

Point!
- CT検査中はガントリー（円筒形の装置）内で臥位の姿勢を保持することになります．
- 強い痛みや吐き気で苦痛を訴える患者に丁寧に説明し，不安の軽減にも努めます．

消化管穿孔

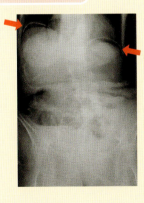

- 突然の上腹部痛を主訴とする場合，消化性潰瘍による胃・十二指腸穿孔が考えられます．なかでも十二指腸穿孔は上部消化管穿孔の70～80％を占めます．
- 腹腔内にガスが漏出すると"Free air"として現れます．立位正面の胸部X線では横隔膜下の半月状透亮像として描出されますが，左側臥位などでも確認できることがあります．
- 腹部立位正面X線写真で，このような"Free air"が描出された場合，消化管穿孔を疑います．
- 左横隔膜下に認める半月状透亮像は胃泡である場合が多いです．

Point!
- 救急受診された患者の多くは，苦痛により立位になれないこともあります．

腸閉塞

- 種々の原因により腸内容物の通過障害を来たした状態です．
- 腸内腔が物理的に閉塞された機械的イレウスと，腸管に分布する神経や血管の障害による機能的イレウスに分類することもできます．
- 特に血行障害を来たした絞扼性イレウスでは持続的な腹痛を伴い，緊急手術の適応になる病態です．

はじめての救急看護 101

◆ 急性腹症への対応

小腸イレウス

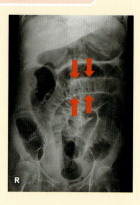

- 腸管内にガス像とニボー（鏡面形成）が描出されている場合，腸閉塞を疑うことができます．
- 写真では小腸に特徴的な輪状のヒダ（Kerckringヒダ）がみられます．

Point!
- 消化管穿孔同様，立位が難しい場合は側臥位で撮影することもできます．

腹部単純CT画像（肺野条件）

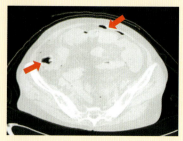

- 黒く描出された部分がFree airです．

大腸イレウス

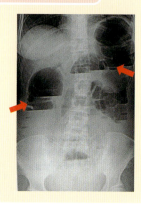

- 腸管内にガス像とニボー（鏡面形成）が描出されている腸管が太いことと，輪状のヒダ（Kerckringヒダ）が認められない場合は，大腸と判断できます．

腹部単純CT画像

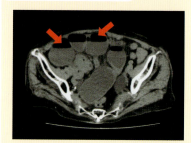

- 黒く描出された部位に閉塞所見がみられます．

腸間膜動脈塞栓症

- 小腸と大腸の一部に血液を送る上腸間膜動脈からの動脈が心房細動などによる塞栓物で突然詰まり，腸が壊死します．
- 患者は激しい腹痛を訴えます．すぐに治療を始めないと急速に悪化し，腸を切除，死に至ることもあります．

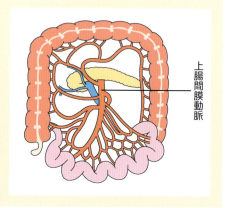

上腸間膜動脈

急性腹症への対応

消化器内視鏡検査

消化器内視鏡検査は，内視鏡を経口から挿入する上部消化管（食道・胃・十二指腸）を対象とするもの，肛門から挿入する下部消化管（大腸・小腸）を対象とするものがあります．後者は直腸内視鏡検査ともいわれます．

 ## 上部内視鏡

救急で行われる緊急内視鏡検査の対象は次のとおりです．

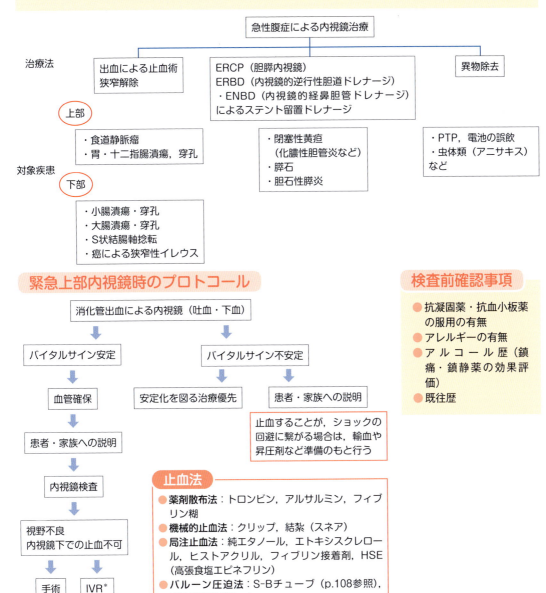

＊Interventional Radiology

◆ 急性腹症への対応

検査の準備

- 内視鏡治療の説明と同意を得ます。
- 出血によるヘモグロビンの低下が起きます。輸血ができるようにクロスマッチをしておきます。
- 循環血液量低下によるショックに移行しないよう全身管理を行います（血管確保）。
- 咽頭麻酔薬（キシロカイン）によるアレルギー、アナフィラキシーショックへの対応
- 鎮痙薬としてブスコパン投与の場合、禁忌（前立腺肥大、甲状腺疾患、不整脈、出血性大腸炎、麻痺性イレウス）があります。その場合はグルカゴン投与のため、既往歴の確認をしておき薬剤を準備します。
- スタンダードプリコーションで感染防止をします。

Point!
- バイタルサインの安定化が検査より優先します。
- ただし、止血しない限りショックの回避が望めない場合は、輸血や全身管理を行いながら検査を施行します。（日本消化器内視鏡ガイドライン（第3版）エビデンスレベルⅣa推奨度C1）

上部内視鏡介助のポイント

- 左側臥位にてスコープ挿入していきます。挿入時は嘔吐反射が起きやすいので、経口の場合は鼻からゆっくりとした呼吸を行うよう声がけし、呼気を長くするよう指導します。
- 出血による循環血液量減少からショックに移行することを予測し、モニタリングを行います。
- 急変時に備えた救急カートの準備をしておきます。
- 鎮痛・鎮静薬の投与をします。呼吸抑制、血圧低下などバイタルサインに注意して観察し、薬理作用を把握した観察をしていきます。
- 吐血による誤嚥の防止、気道確保に努めます。

下部内視鏡（直腸内視鏡）

救急で行う直腸（下部）内視鏡検査は、下血（小腸出血、大腸出血、メレナ、痔出血）、S状結腸軸捻転、S状結腸癌狭窄によるイレウス、直腸異物除去などに対して行います。大腸の前処置が行えないため、検査は困難を伴います。

緊急時の下部内視鏡ポイント

- 全身状態の把握とショックの回避、バイタルサインの安定が優先。
- ただし、止血しない限りショックの回避が望めない場合は、輸血や全身管理を行いながら検査を行うため、急変リスクを想定しながら準備体制を整えます。

 ◎下部内視鏡禁忌：腹膜刺激症状を呈している場合

下部内視鏡介助のポイント

- 挿入前に直腸診を行い、潰瘍・狭窄・出血の有無を観察します。
- 左側臥位にてスコープ挿入し、約20cmの距離に達したところで、仰臥位にします。仰臥位を保持するためには、右足を左足側に軽度交差する形にするとスコープが大腿部に圧迫されることなく、スコープが進みやすい状態になります。
- スコープの挿入困難な場合、出血源検索にも時間を要し、全身状態の悪化にもつながります。体位変換を行いながら大腸の各部位にスコープを進めていくので、体位変換補助を行うことがあります。
- 特に、脾彎曲部での挿入困難（ステッキ減少）の場合は、右側臥位にすると進みやすくなるため、スコープを挿入したままで体位変換を行い、抜けないよう医師と声をかけあいながら介助します。
- バイタルサインが不安定な状態での施行時は、急変リスクが高い状態であるため、モニタリング、救急カートの準備、輸液管理を行いながら介助していきます。
- 緊急時は大腸の前処置が行われていないため、蓄便により視野が制限されること、出血によりさらに病巣検索が困難となり時間も要します。露出による低体温に注意し、保温に努めながら介助します。

急性腹症への対応

超音波検査

　超音波検査（Ultrasonography, Echo）は非侵襲的に種々の疾患を指摘でき，今日の医療において無くてはならない存在です．救急医療においても，外傷の初期診療における迅速簡易超音波検査法（FAST）でも欠かせない医療機器となっています．臨床的にどのような疾患が考えられるか検査を進めていくことが必要で，他の画像診断や血液検査などを併せて判断していく必要があります．

超音波検査

- 超音波の反射波を利用して腫瘍・結石・異物の有無や，ドップラー法では血流の速度などがわかります．
- 臓器や腹腔内の水分やガスなどで，画像がはっきり見える場合と，あまり見えない場合があります．
- 何より看護師は患者の自覚症状や理学所見を大切に，検査中においても症状の緩和に努めていくことが必要です．

代表的疾患の腹部超音波検査画像

　救急における急性腹症の腹部超音波検査にあたっては，臨床的にどのような疾患を疑っているのかを参考に，検査を進めていく必要があります．急性腹症の原因となる代表的疾患の画像を紹介し解説していきます．

急性虫垂炎

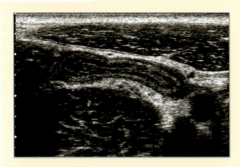

- 虫垂炎の超音波検査では，径が1cmくらいの片方が盲端となっている消化管を右下腹部の走査で探します．
- 提示した虫垂炎はおよそ9mmまでになり，内腔・漿膜下脂肪層・粘膜下層・筋層・漿膜の5層構造は保たれています．
- 虫垂周囲の組織は炎症の波及により，エコーレベルの淡い上昇を認めます．

急性胆嚢炎

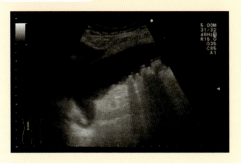

- この胆嚢は内腔の圧が上昇することによって，腫大，緊満しているように見えます．
- 胆嚢壁は伸展し肥厚は少ないです．しかし，激しい炎症では壁の剝離像が観察されることもあります．
- 一般的に胆嚢壁は肥厚する場合が多いですが，急性期では軽度の肥厚しか認めない場合もあります．

❖ 急性腹症への対応

胆石症

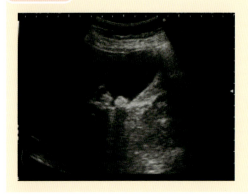

- 胆嚢内に形成された結石は色々な形で，エコーレベルでも多様に描出されます．それゆえに音響陰影を伴うことも多いですが，音響陰影を伴わないこともあります．
- ポジショニングや体位変換によって結石の位置が変わることもあります．
- この胆石は結石内部に層構造があり，層構造はビリルビンカルシウム石や混成石でみられます．

これも覚えておこう！ 音響陰影（acoustic shadow）

- 超音波の大部分を反射してしまう胆石や充実性の内臓器内の石灰化の背側に出現する帯状の無エコー域のこと．
- 胆石などが超音波をほとんど吸収してしまうために，病変背側に超音波が届かないことにより生じます．

急性膵炎

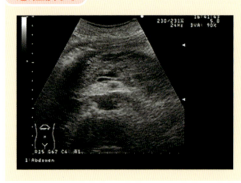

- 急性膵炎は，消化管麻痺によるガス滞留のため，膵臓自体が十分に観察できないことも多いです．
- しかし，慎重な走査によって，膵腫大，腫瘤内部エコーの低下もしくは高低エコーの混在などが見られます．
- 膵臓への炎症の波及により，膵臓周囲に浸出液があれば反射が少なく黒っぽく写る低エコー域として認められます．
- この画像でも膵実質の腫大や浸出液の貯留を認めます．

急性腹症への対応

尿管結石

- 激しい腹痛や背部痛を呈する尿管結石では，特徴的である腎盂の拡張（左図）と尿管の拡張と結石（右図）が見られます．
- 尿管内の結石は，側腹部からの腎臓を介した走査や，腹壁を十分に圧迫した走査で確認されることが多いです．
- 下腹部に痛みがある場合は尿管結石の発作も考えて，水腎症の有無を確認します．

腎盂の拡張
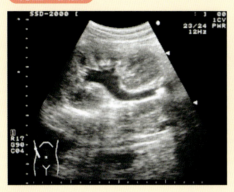

結石
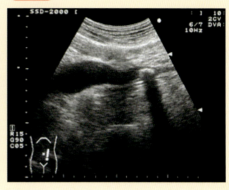

脾損傷

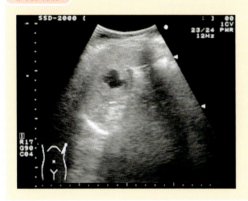

- 脾損傷の場合，時間の経過とともに明らかになることが多いです．
- 損傷部位で明瞭にエコーレベルが低下しているのがわかります．
- 受傷直後にはわからないことも多いので，他の画像診断等と併せて評価します．

◆ 急性腹症への対応

S-Bチューブ

注：止血効果は一時的で根治治療とはいえません

　S-Bチューブ（Sengstaken-Blakemore Tube）は食道・胃静脈瘤破裂による上部消化管出血に対して
　①全身状態不良，ショック症例　②内視鏡的止血が不可能または困難な場合
に，内視鏡的止血術を行う前に胃内でバルーンを膨らませて圧迫止血を目的に行います．経鼻挿入で使用します．

準備物品

SBチューブ（EVチューブ），カテーテルチップ50mL，キシロカインスプレー/ゼリー，牽引用重り500g（点滴ボトル1袋），紐，スポンジ，マノメーター，雑ガーゼ，オリーブ油

 ### 挿入方法

① 胃（赤）および食道（黒）のバルブからシリンジでバルーンに空気を注入し，空気もれがないことを確認し，スタイレット先端がチューブ内に収まっているか確認します．
② 滑剤注入口からオリーブ油を10mL注入し，バルーンおよびチューブ表面には潤滑剤を塗布します．
③ 鼻咽頭を麻酔した後，経鼻的にチューブを胃内まで挿入します．
④ スタイレットを抜き，滑剤ポートを外します．
⑤ 胃バルーンに空気を200〜300mL緩徐に注入した後，食道胃接合部を軽く圧迫するまでチューブを引き戻します．
⑥ チューブを300〜500gの力で牽引し鼻孔で固定します．滑り止めにスポンジをはさみます．
⑦ 食道バルーンの内圧が30mmHgになるまで空気を緩徐に注入します．
⑧ 胃内容物を吸引し，チューブと胃内を冷水で洗浄します（詰まり予防）．

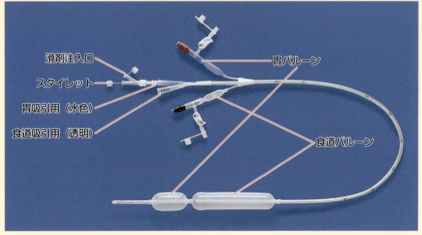

クリエートメディック株式会社

急性腹症への対応

 管理方法

胃内を12時間持続で吸引し、その後バルーンの空気をゆっくりと抜き止血を確認します．

止血OK
- 食道バルーンの空気を抜き，牽引を3時間解除し胃バルーンの空気を抜きます．
- 1時間後に出血していなければチューブ抜去します．

止血NG
- 再度バルーンに空気を注入し4～6時間ごとに確認します．

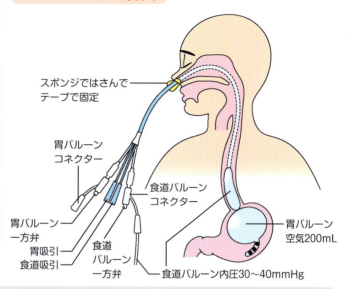

S-Bチューブの挿入

> **注意！**
> - バルーンへの空気の出し入れは緩徐に行い，規定量以上の空気を注入しないように管理しましょう．
> - チューブ破損の恐れがあるため，チューブを鉗子等で挟まないようにしましょう．
> - 6時間ごとに5分間，食道バルーンの空気を抜き，48時間以上の留置はしません．

> **Point!**
> - 挿入時は出血性ショックに備えた準備（各種モニター，救急カート，輸血など）を行いましょう．
> - S-Bチューブ挿入中の患者さんの苦痛はとても大きいため，苦痛の緩和や精神面のケアが大切になります．
>
> その1：安静の必要性やチューブの違和感や痛みに対し，タオルや枕などによる体位や位置の調整や薬剤による除痛，鎮静を図ります．
> その2：皮膚が脆弱となっているため観察を行い，鼻孔周囲にはドレッシング剤を使用します．
> その3：自己抜去を防ぐために安全対策をとる必要があります．
>
> - チューブ留置，鎮静により誤嚥を招きやすいため，頭部が後屈しないような姿勢をとり，口腔内，S-Bチューブの食道吸引端子からの吸引を頻回に行い，誤嚥予防に留意しましょう．

MEMO

第 8 章

異常体温への対応

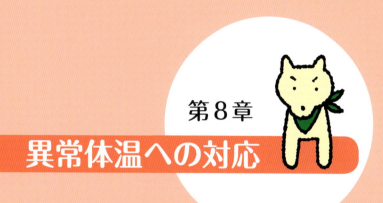

❖ 異常体温への対応

熱中症

熱中症とは，「暑熱環境における身体適応の障害によって起こる状態の総称」で，他の原因疾患がないのに，体熱産生の増加を機に高体温を伴った随伴症状が出現していることをさします．熱中症には重症度による分類があり，症状に合わせた対応が必要となります．

熱中症発症のメカニズム

熱中症は，体温が高くなり，通常時の体温調整反応ができなくなります．原因に伴い様々な症状が出現します．

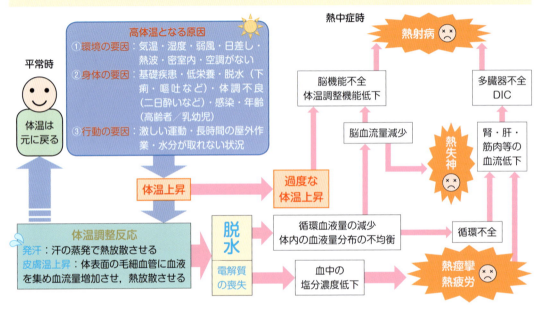

重症度に合わせた治療と看護

Ⅰ度（軽度）：日射病や熱痙攣

治療

① まずは，体温を下げます．
● 体表面からの冷却
　▶氷嚢や氷枕
　▶蒸泄法
　▶ウォームエアスプレー法
② 脱水の改善
● 経口補水液や，スポーツドリンク，食塩水（水1Lに1～2gの食塩と20～40gの砂糖を入れたもの）が効率的に吸収できます．

看護ケア

① 患者をリラックスさせ，涼しく安全な場所へ移動させます．
● 痙攣出現時は，転倒などでケガをする恐れがあるため，安全な場所に移動させましょう．
② 衣服は緩め，風通しを良くします．
③ 体を冷やします．
　▶氷嚢や氷枕：両腋窩・鼠径部・頸部へあてる
　▶蒸泄法：濡らしたタオルを体表面に広くあて，うちわや扇風機で送風する
　▶ウォームエアスプレー法：微温湯や常温水を霧状の水滴として吹き付け，扇風機で送風する

異常体温への対応

- 水分だけの補給では，体内のNaが希釈され痙攣が発症しやすくなります．また，血清浸透圧が下がり，補給した電解質が尿となって体外排泄されてしまいます．

目安の飲水量
（熱中症ガイドライン2015より）

乳児	30～50mL/kgあたり
幼児	300～600mL
成人	500～1000mL

 Point!
- シバリングはさらに体温が上がる徴候なので，患者本人が心地よい程度に冷やします．
- 効果的に体温を下げるために，大きな血管が走行している場所（両腋窩・鼠径部・頸部）に冷たいタオルなどをあてます．

④意識がしっかりしていたら，経口での飲水を促します．

 Point!
- 冷たい飲み物は，胃内から体温を下げます．飲水による刺激で胃痙攣を起こし，嘔吐する場合があるため，常温のものを，ゆっくりと飲んでもらいます．
- 嘔気/嘔吐した場合は，胃腸の動きが低下しているため，飲水は禁止です．

注意！
- 意識レベルが低下している場合は，飲水は禁止です．
- 意識レベルが低下してきた場合や，経口摂取できない場合は，点滴治療が必要となるため，医療機関を受診させましょう．

Ⅱ度（中等度）：熱疲労

Ⅱ度からは，医療機関で行われる治療とその看護ケアを紹介していきます．

治療

医療機関では，全身の冷却・脱水の改善・電解質の補正・酸塩基バランスの補正を行います．
①まずは，体温を下げます．
1）体表面からの冷却
 ▶氷嚢や氷枕
 ▶蒸泄法
 ▶ウォームエアスプレー法
 ▶冷却マット
2）体内からの冷却
 ▶胃管や膀胱留置カテーテルを用いる方法
 胃や膀胱内に管を入れ，直接冷却した生理食塩水で胃壁・膀胱壁の血液を冷やす．

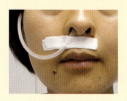

看護ケア

治療上，全身の衣類を取ることが多いため，患者のプライバシーに配慮しながらケアを行います．
①体温を下げます．
1）体表面からの冷却
 ▶氷嚢や氷枕，蒸泄法，ウォームエアスプレー法は，Ⅰ度に準ずる
 ▶冷却マット：冷水を通したマットを敷いたり，ブランケットのように掛ける⇒注意点は，p.118「ブランケットの管理」を参照

注意！
- 痙攣とシバリングを見間違えないようにします．
- 痙攣時，SpO_2が低下したり，眼振があるなどの症状が出現するため，モニタリングを行い，低Na血症に留意します．

2）体内からの冷却
 ▶胃管や膀胱留置カテーテルを用いる方法
  ・体温を急激に下げるため，体温の変化を記録する
   （例：治療を始めて，何分後から体温が低下し始めた等）
  ・意識がない場合，胃管挿入時の嘔吐は，窒息のリスクもあるため吸引ができるようにしておく．

❖ 異常体温への対応

Point!
- 深部体温が38℃台となるまでは，積極的な冷却療法が行われます．
- 高体温が長く続くと予後不良となるため，目標体温になるまで，できるだけ早く下げることが必要です．

3）体外循環を用いる方法⇒Ⅲ度の看護ケアへ
血液浄化療法
体外循環療法（PCPS等）

② 輸液で脱水の改善・電解質の補正・酸塩基バランスの補正を行います．

③ 意識障害があり，電解質異常，酸塩基バランスの崩れが深刻な場合は，気管挿管し，人工呼吸器管理を行い，体外循環を用いるなど，集中治療を必要とします．

Point!
- 体温管理は，体表面上の測定（腋窩など）では，冷却装置の影響を受けるため，体内温度を測定するものが望ましい．

深部体温のモニタリング方法

	利点	欠点
鼓温	簡易に測定可能	外気温に影響される
膀胱温	尿道カテーテル挿入とともに測定可能	カテーテル感染のリスクあり
直腸温	簡易的に挿入可能	便がドレナージされる等，便の影響がある
血管カテーテル留置温	深部体温が正確	挿入するには血管を穿刺するためリスクが高い

② 輸液療法
（⇒ショックの場合は，p.60参照）
- 急速な輸液負荷の場合，心機能をモニタリングしながら管理します．

③ 重症熱中症患者の場合は，全身管理が必要となるため，集中治療室の準備を行います．

Ⅲ度（重症）：熱射病

Ⅲ度の患者は全身管理が必要となります．

治療

① DIC（播種性血管内凝固症候群）の治療
- 熱中症の合併症として発症するDICについて，発生機序・病態・治療の必要性・薬剤選択について，現在はまだ，エビデンスがありません．
- 熱中症でDICを発症する症例は，DIC＋中枢神経障害＋肝・腎機能障害を合併していることが多いです（DIC単独の症例は少ない）．

② 臓器障害
- 中枢神経障害・肝障害・腎障害・心筋障害・ARDS（急性呼吸窮迫症候群）を含む肺障害が報告されています．
- 症状に合わせ対症療法が行われています．
  ▶中枢神経障害：低体温療法
  ▶肝障害・腎障害：輸血，血漿交換，肝移植
  ▶横紋筋融解・高サイトカイン血症：血液浄化療法
  ▶ARDS：人工呼吸器管理（ARDSの治療に準ずる）
  重症なら，PCPSやECMO：体外循環を行う

看護ケア

① 低体温療法
- 体温のセットポイントを下げ，脳の温度を低く保つことにより，障害を受けた脳に二次的に発症する，脳浮腫・脳虚血・頭蓋内圧亢進を抑える目的で施行されます．
  ▶低体温に伴う注意すべき合併症
  ▶合併症が出現しやすいため，必ず心機能・体温・呼吸のモニタリングを行いながら，管理を行う

② 輸血（p.61参照）
③ 血液浄化療法やPCPS
- 体から血液を取り出し，器械の中でろ過し，適正な血液の温度にし，再び体内へ戻します．
- 体中から体外へ血液を出す分，特に導入はじめは循環動態の変化に注意が必要です．
- AラインやS-Gカテーテルなどで，モニタリングを行いながら施行します．

- 熱中症を疑った場合のフローチャートは環境省 熱中症予防情報サイト「熱中症の応急処置」でも紹介しています．
http://www.wbgt.env.go.jp/heatillness_checksheet.php

異常体温への対応

偶発性低体温症

何らかの原因によって熱の喪失が熱産生を上回り，深部体温が35℃以下となる状態をいいます．体温が35℃以下となった場合の死亡率が20〜90％と高く，重篤な疾患です．

低体温症のメカニズム

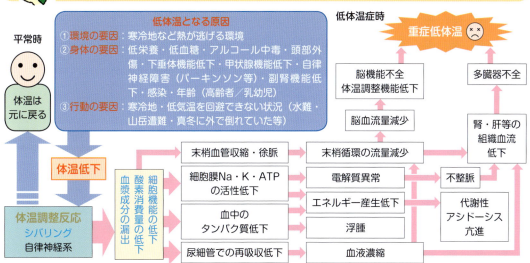

低体温に伴う体の反応

深部体温	呼吸器系	心臓・血管系	中枢神経系	代謝系	筋・骨格系	消化器系
36℃				基礎代謝増加		
軽度 35〜32℃	過呼吸 過呼吸後の呼吸数減少 分時換気量の減少 気道内分泌物の増加 気管支攣縮	頻脈 血圧上昇した後の徐脈 皮膚血管攣縮（末梢血管の収縮）	脳代謝の抑制 判断力の低下 記憶障害 構音障害 不穏 無気力	戦慄熱産生増大 寒冷利尿 尿濃縮力低下 カテコラミン・副腎皮質ホルモン・甲状腺ホルモンの増加	シバリング（筋収縮） 筋酵素の流出（CKなど）	腸管蠕動運動の低下
中度等 32〜27℃	酸素消費量の減少（32℃で1/4減少） CO_2産生減少 分時換気量の減少	徐脈 血圧低下 血管内脱水・血液濃縮 白血球・血小板機能の低下 浮腫 J波出現（32℃以下） 心房細動・不整脈出現（30℃以下） 心拍数・心拍出量低下（通常の1/3へ） 心室細動（28℃以下）	傾眠 幻覚 昏睡（30℃以下） 瞳孔散大（29℃以下） 反射自発運動消失	腎血流量の低下 インスリン分泌作用の低下（高血糖）（30℃以下）	腱反射低下 筋硬直	麻痺性イレウス 肝代謝の抑制
高度 27℃未満	酸素消費量の減少（28℃で1/2減少） 肺水腫（27℃以下） 呼吸停止（22℃以下）	血圧の著しい低下（24℃以下） 末梢脈拍触知不可 心室細動 心拍数通常の1/5へ低下（20℃以下） 心停止（18℃以下）	疼痛反応消失（27℃以下） 対光反射消失 咽頭反射消失（25℃以下） 角膜・眼球頭反射消失（23℃以下） 脳波平坦（20℃以下）	更なる尿量減少 代謝性アシドーシス亢進 基礎代謝量が80％低下	腱反射消失	

（　）は体温の目安．

◆ 異常体温への対応

偶発性低体温症の治療

ERにおける治療アルゴリズム

まず行うこと
1. モニタリング（呼吸・循環・代謝）開始（深部体温が経時的に測定できるものを使用）
2. 呼吸管理（酸素投与や気道確保）
3. 輸液療法（温かい輸液を使用）
4. 保温（室温を上げる・毛布などで包布）
5. 原因検索

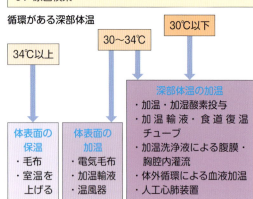

Point!
- 軽度で意識が清明の場合は，温かい飲み物を摂取することで，内因性に体温を上げることも重要です．

Point!
- 意識がなく循環がない場合は，CPR（心肺蘇生）を開始します．
- 循環がある低体温症の場合は，治療のアルゴリズムに沿って治療が選択されます．
- 観察の視点として重要なことは，保温や治療を開始したのち，患者の体温がどの程度の時間で反応しているか，をみることです．
- 常に，意識・A・B・C・Dの順で観察することで，より早く患者の変化に気づくことができます．

軽度低体温（35～32℃）

体表面の保温方法
- 健常人で急性発症した低体温の場合，まず保温します．
① 室温：21℃以上の温かい場所へ移動する
② 毛布などで，顔面以外を包布する
③ 濡れた衣類は除去する

体表面の加温方法
- 基礎疾患がある場合や，体温34℃以下では，保温だけでの体温上昇は難しいため，加温を行います．
① 電気毛布・保温マットによる加温・温風機：手軽に行えることがメリット
② 酸素などの加温・加湿も行う
③ 温水浴（40～45℃）：入浴設備が必要
④ 赤外線ヒーター：新生児・低出生体重児に適応

Point!
- 顔以外の頭～足までの包布でも，1時間に0.5～2.0℃の体温上昇が見込めます．
- 温かい空気が逃げないように肩口などしっかり覆います．

注意!
- 体表面の加温の場合，低温熱傷に注意しましょう．
- 酸素の加温時も気道熱傷にならないように注意しましょう．温風機使用時も同様です．

中等度低体温（32～27℃）／高度低体温（27℃未満）

　体表面を保温・加温しても体温が上昇しないケースや，高度低体温が長期に続くと予後が悪化していきます．早期の復温が予後に影響します．ここでは，重症な場合の復温の手段と，その管理上の注意点を紹介します．

異常体温への対応

中枢加温方法

①暖気吸入法（42〜46℃） 温めた空気を気道へ送り体温を上げる方法	● 気道熱傷に注意する
②加温輸液（40〜45℃） 温めた輸液を投与し体温を上げる方法	● 細胞外液補充液の輸液を使用する ＊肝機能の低下に伴い乳酸の代謝が低下するため，乳酸加リンゲル液より，生理食塩水の方が望ましい
③温液体（40〜45℃） 温めた液体で洗浄することで，体温を上げる方法	● 胃洗浄：麻痺性イレウスが起こりやすいため嘔吐に注意する ● 膀胱洗浄：感染に注意する ● 腹腔内/胸腔内灌流 ● 縦隔洗浄：開胸心臓マッサージに適応
④体外循環での加温（40〜45℃） 血液を一度体外へ出し，器械の中で温め，再び体内に戻す方法	● 血液浄化装置：低体温の原因が薬物の場合，薬物の除去も同時に可能 ● 人工心肺装置：ショック時や心停止時に適応

 Point!
- 加温が終了したのちに体温が2〜3℃上昇する現象があります．とくに体外循環での復温を行った場合は，このover shortに注意が必要です．
- 35℃まで復温したら加温は止めることが予防につながります．

 これも覚えておこう！　Rewarming shockとafter drop

- Rewarming shockとは，加温を開始した時，温められた反応で末梢血管の拡張が起こり血圧が低下することです．四肢への加温は避けましょう．
- 深部体温の加温を考慮せず，体表面のみの保温を行うと，末梢血管拡張に伴い深部の冷たい血液が流れafter dropという更に体温を低下させてしまう現象が起こります．

循環管理

- 低体温に伴う利尿作用と，血中の低タンパクや，電解質異常の伴う血管内脱水があるため，膀胱カテーテルを挿入し，尿量をモニタリングしながら輸液を行います．
- 体温が32℃以下となると，心電図ではJ波が出てきます．
- 体温が30℃以下時は心筋の被刺激性が高まるため，電気的除細動やS-Gカテーテルの挿入は禁忌とされています．
- さらに30℃以下になると心房細動を，28℃以下で心室細動が出現しやすくなります．経皮ペーシングが推奨されています．
- 収縮期でも最低60mmHg以上を保つことが大切です．

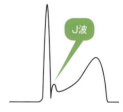

呼吸管理

- 意識障害があり気道閉塞の可能性がある場合，酸素投与＋気管挿管＋人工呼吸器管理が行われます．
- 低体温時は組織に供給される酸素が低下するため，酸素投与は重要です．
- 気道内分泌物の増加に加え，咳嗽反射の消失に伴う肺炎と肺水腫の予防は，復温後に抜管できるか否かが重要なカギとなります．

 これも覚えておこう！　薬剤投与の注意点

- 薬剤は体温28〜32℃以上にならないと効果が出にくくなります．そのため低体温では過剰投与となりやすく，復温後に中毒症状が出現するケースも報告され，注意が必要です．体温が30℃となるまでは，カテコラミン等の薬剤投与より，輸液で対応することが推奨されています．

◆ 異常体温への対応

ブランケットの管理

ブランケットとは，設定温度の水やお湯をシート内で循環させ，体表面からの気化熱を利用して体温を下げたり，保温できるシートのことを指します．様々な種類がありますが，シートとして患者の体幹の下に敷いたり・掛けたりするタイプと，直接体に張るタイプを紹介します．

ブランケット使用の実際

敷いたり・掛けたりするタイプ

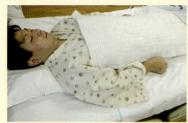
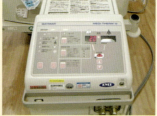

深部体温をモニターしながら温度を調整します．患者の体温を連動させ自動モードとマニュアルモードの2種類の方法があります．施設によって，どのモードを使用するか異なります．

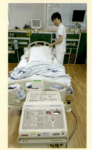

① 患者の体幹の下に敷く，もしくは身体の上に掛ける．
　シート内の水の灌流の妨げにならないよう，しわをしっかり伸ばす．

Point!
- 通常のシーツより厚さがあり，強度があるため，しわがあるとスキントラブルの原因となります．

② 管理モードを選択し，温度を設定する．

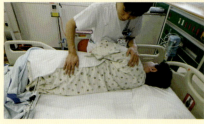

③ 体位変換時には，低温熱傷になっていないか，圧迫による皮膚トラブルができていないか観察を行い，その有無を記録する．

注意!
- 循環動態が不安定な人，低体温の人は皮膚が脆弱です．圧迫等の少しの刺激でも皮膚トラブルが出現しやすいため，看護師によるこまめな観察は，予防のためにも重要です．

肌に貼るタイプ

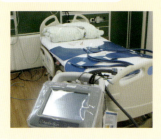

患者の体温を感知しながら，自動的に水温を調整します．

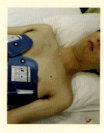

① 患者の身体の大きさに合わせ，マットが重ならないように患者の身体に貼る．

異常体温への対応

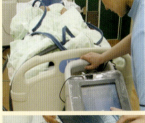

②装着後，病衣を着せ，冷気or暖気が逃げないように毛布を掛ける．
③ターゲット温度と目標時間をセッティングする．

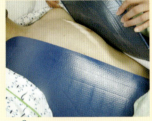

④直接張るタイプのものは，4時間おきには必ず一度皮膚から外し，皮膚の状態を観察し，記録する．

Point!
- パッドを装着時に，スプレータイプの皮膚保護剤を塗布しておくと，パッドの粘着による刺激を抑えることができます．

ブランケットは，体表面の気化を利用し体温を調整するものです．とくに体温を低下させたい目的での使用時は，単独使用ではなく，セットポイント（体温調節中枢で体温をコントロールする）を下げる必要があり，適切な鎮静を行います．

Point!
- 鎮静薬の投与量や体温変化の反応は患者によって異なるため，とくに導入時にはバイタルサインの変化に注意が必要です．
- シバリングが発生するとその後体温が上昇するため，効果的な体温調整が行えません．セットした温度が適切なのか，鎮静薬の量が適切なのかアセスメントを行い，シバリングを抑える対応が必要です．

注意！
- After dropの予防のため，四肢にはブランケットはあてないようにしましょう．

ブランケット以外の保温・加温器械

温風マット

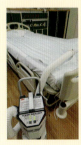
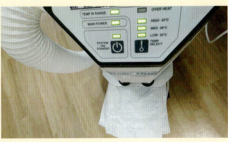

- マットの中に温かい空気を送り，体表面を保温します．
- 基本的には，ブランケットと同じ使用方法です．水ではなく空気を循環させるため，軽く，手術室などでも使用されています．

はじめての救急看護 119

◆ 異常体温への対応

加温・加湿器

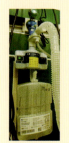
- 温かい空気を蛇管を通して気道へ送ります.

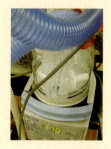
- 人工呼吸器に装着されている,加温・加湿器です.
- 気管チューブを通して,温かい空気を送り,直接気道を温めます.

HOT LINE

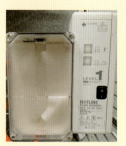
- 輸液を40～42℃に温めて投与できる器械です.
- 温められた水をルートの外側に循環させ輸液を温めます.

Level one

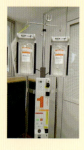
- 輸液を温めて投与できる器械です.
- ショック時など温めた輸液を大量に投与したい場合に使用します.
- 加圧しながら投与でき,急速輸液ができます.

胃洗浄

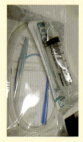
- 40～42℃に温めた水を胃管を通して胃へ送り胃壁を温めることで体温の上昇をねらいます.

 注意!
- 意識障害がある場合,嘔吐するリスクがあり,注意が必要です.

膀胱洗浄

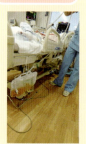
- 三叉になった膀胱カテーテルを挿入し,40～42℃に温めた生理食塩水を膀胱内に入れ膀胱を温めることで体温の上昇をねらいます.

注意!
- 膀胱内は無菌の状態です.洗浄操作による感染に注意します.

血液浄化装置

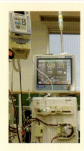
- 脱血した血液を調整したい体温まで器械内で温め,体内へ送血することで体温を調整します.
- 同時に薬物の除去や不要な物質(例:高CK血症時など)を除去することができます.

人工心肺装置

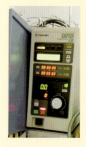
- 脱血した血液を調整したい体温まで器械内で温め,さらに酸素を血液内に追加した状態で,体内へ送血することで体温を調整します.
- 高度なショックの場合や,心停止時に使用されます.

第9章 中毒への対応

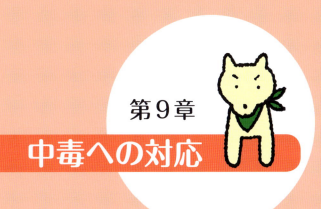

◆ 中毒への対応

急性医薬品中毒の鑑別と対応

薬物の過量摂取は，致命的な状況を招き多臓器に影響するため，緊急治療を受ける必要があります．治療を受けるには，摂取した薬物の特定と単独摂取か他の物質と併用摂取したかどうかの特定も必要になります[1]．

Point!
- すべての薬（医師の処方薬，OTC薬など）は，有害な結果を引き起こす可能性があります．
- 摂取した薬物，摂取量，摂取した日時を知ることが重要になります．患者に意識があればまず初めに聴取し，意識のない患者では家族や救急隊員から情報を聴取しましょう．
- 薬物の種類とその症状が多様であるため，広範囲な身体観察が必要になります．

過量摂取した空きシート

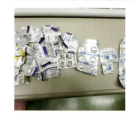

薬物を鑑別するための情報および観察内容

情報収集	診療歴，精神疾患歴，現在飲んでいる薬物などの病歴，発見現場での薬剤の容器やシートの有無
身体所見	意識レベル，バイタルサイン，瞳孔のサイズ，皮膚の乾燥や湿潤の有無，発汗や流涎の有無，悪心・嘔吐の有無，顔面紅潮，口渇など
検査内容	血液検査（肝・胆道系逸脱酵素，腎機能，電解質，血糖値など），動脈血液ガス，尿検査，画像検査，12誘導心電図，脳波など

服用した農薬

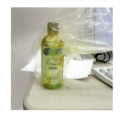

鑑別

症状や検査値などから薬物の推定ができます．

薬剤と主症状

アセトアミノフェン	肝・腎障害，発汗，低体温
ヒ素化合物	肝・腎障害，激しい下痢，呼気ニンニク臭
バルプロ酸ナトリウム	肝障害，意識障害，高ナトリウム血症
三環系の抗うつ薬	散瞳，頻脈，発汗，高体温
抗コリン薬	散瞳，頻脈，高体温，皮膚乾燥，口渇
有機リン系殺虫剤	縮瞳，流涎，血清コリンエステラーゼ値低下
グルホシネート	意識障害，痙攣，粘稠性の青い液体
覚せい剤	発汗，散瞳，高体温

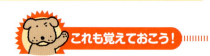

鑑別や対応に悩んだら

- 日本中毒情報センターに問い合わせることができます．
- 医療機関専用は，1件につき2000円で，大阪中毒110番（24時間対応）：072-726-9923，つくば110番（9～21時対応）：029-851-9999です．

簡易分析法：トライエージ®DOA

トライエージ®DOAは，採尿により尿中に排泄された8つの薬剤を迅速（約11分程度）に調べることができます[2]．8つの薬剤とは，ベンゾジアゼピン系，コカイン系麻薬，モルヒネ系麻薬，覚せい剤，大麻，バルビツール酸系，三環系の抗うつ薬，フェンシクリジン類です．

中毒への対応

胃洗浄

　胃洗浄の目的は，胃管を挿入し，胃の内容物を除去することによって，毒物のさらなる吸収を防ぐ手段です．飲んでから時間が経過するほど効果が下がるため，基本的には1時間以内に実施することが望ましいといわれています[3]．

適応

　毒物を経口的に摂取してから1時間以内で，大量服毒の疑いがあるか，毒性の高い物質を摂取した症例に胃洗浄の適応があります．

胃洗浄による効果

　①摂取から洗浄までの時間，②摂取した量，③吸収速度や腸蠕動などの臨床的状況などに影響されます．このうち，時間経過が最も重要な因子になります[3]．

注意点

- 意識状態が低下していたり，痙攣を起こしているときは，非挿管下に胃洗浄を行うと誤嚥のリスクを高めます．
- 患者に嘔吐反射が保たれていれば，非挿管下で施行できますが，意識レベルがJCS100以上，GCS 8以下の場合は気管挿管が必須です．
- 洗浄せずに，胃管を挿入して胃内容を排泄するだけならば，挿管は必須ではありません．
- 有機リン系殺虫剤など，有機溶剤と他の毒性の高い物質を同時に飲んだ場合には，気管挿管下に胃洗浄を行うことが，推奨されています．

胃洗浄禁忌薬剤

石油製品，有機溶剤	重篤な化学性肺炎を起こす可能性がある
強酸や強アルカリなどの腐食性毒物	逆流性食道炎を起こす可能性がある
鋭利な物体を同時に飲み込んでいる場合	穿孔の可能性がある
激しい嘔吐が先行している場合	

> **Point!** 胃洗浄は，1時間を過ぎると平均的な回収率はかなり低下します．

必要物品

　①吸引器，②潤滑油，③28Fr以上の胃管チューブ，④マウスピースまたはバイトブロック，⑤洗浄液（成人であれば水道水でもよい），⑥漏斗（経管栄養バックを代用してもよい），⑦カテーテルチップ，⑧排液容器（バケツなど），⑨Y字管，⑩排液用チューブなど

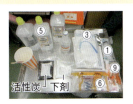

手順

① 患者本人に説明をして同意を得ます．
② 必要であれば，気管挿管します．
③ 28Fr以上の太さの胃管を経口挿入します．その際，チューブをかまないようにマウスピースを装着するとよいでしょう．
④ 側臥位にして，漏斗やイリゲーターなどに生理食塩水または水道水を入れ，1回に200〜300mL程度注入します．
⑤ 胃内容物を排泄させます．可能であれば，Y字管を使用して注入側と排液側を分けると手間が省けます．
⑥ 胃内容物がきれいになるまで続けます．
⑦ 洗浄が終了したら，活性炭＋下剤を注入してチューブを抜去します．

胃洗浄実施

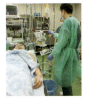

活性炭注入

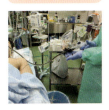

❖ 中毒への対応

硫化水素中毒

硫化水素中毒は下水道内や排水処理場などでの事故，自殺やその巻き添えにより発生することが多いです．患者は呼吸障害を引き起こし，高濃度の酸素吸入などの応急処置を実施され，搬入されます．防護服の着用，換気など院内の二次災害防止にも注意します．

 ## 硫化水素の特徴

- とても毒性の高い気体です．
- 無色透明で，腐った卵のにおいがします（濃度が高過ぎると嗅覚が麻痺してにおいを感じません）．
- 比重が重いので，低地にたまりやすい特徴があります．

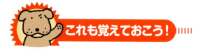
血ガス値の落とし穴

ミトコンドリアに酸素が活用されないため，使用されなかった酸素はそのまま静脈血に流れていきます．そのため，静脈血ガスの結果でもPaO$_2$が動脈血に近い値を示します．しかし，酸素を使わず活動しようとするため，嫌気性代謝が行われ結果として乳酸が発生し，アシドーシスになります．
一見動脈血ガスの酸素化がよさそうに見えますが，こんなからくりに気を付けましょう．

硫化水素の作用
硫化水素濃度と症状はp.126

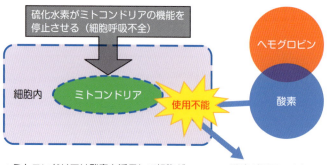

*ミトコンドリアは酸素を活用して細胞が活動するためのエネルギーを生成！

 ## 治療

- 酸素投与
- 暴露された粘膜・皮膚表面は大量の水と石鹸で洗います．

注意！
- 換気は患者の呼気がバック内に戻らないように，一方弁が使用されているバックバルブマスクを用います．
- 直接口と口をつけた人工呼吸は行わないようにしましょう．

 Point!
- 気道刺激を強く訴える症例は，24時間から72時間以内に肺水腫が出現する可能性があります．
- 症状のある症例は入院させ，48時間程度は経過観察する必要性があります．

亜硝酸塩療法

酸素欠乏症を防ぐ対症療法として，亜硝酸アミル吸入，亜硝酸ナトリウム静注の方法があります．

豆知識 **亜硝酸塩療法**

亜硝酸アミルや亜硝酸ナトリウムを置いてある施設は，とても珍しいのではないかと思います．ですから近隣の病院機能を把握し，対応困難な施設に来院した際には早急に転送しましょう（患者が絶対に救急車で来るとは限りません！）．

一酸化炭素中毒

火事や暖房器具の不完全燃焼によって発生した一酸化炭素（CO）に暴露され、ヘモグロビンの酸素運搬機能が低下した結果、身体的異常が出現するまでに至った状態です。

一酸化炭素の特徴

一酸化炭素は無臭で、ヘモグロビンとの結合力が酸素の200倍以上もあります。そのため、酸素がヘモグロビンと結合する前に、一酸化炭素が結び付いてしまうため、酸素運搬機能が低下します。

一酸化炭素の作用

血中一酸化炭素ヘモグロビン濃度と症状はp.126

一酸化炭素が発生する原因

- 火事
- 練炭、七輪
- 換気の悪いところで石油やガスの暖房器具や湯沸かし器を使用した際の不完全燃焼

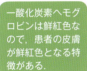

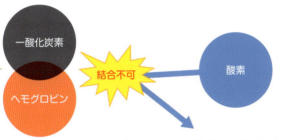

一酸化炭素ヘモグロビンは鮮紅色なので、患者の皮膚が鮮紅色となる特徴がある。

一酸化炭素はすぐさまヘモグロビンと結合 その親和性は酸素の 200 倍以上！

酸素がヘモグロビンに結合できない。

 豆知識　車の排気ガス

積雪の深い地域においては、停車後に注意です。数時間後に積雪が車の排気管を覆ってしまい、寒い車中で暖房をしている間、車中に排気ガスが戻り一酸化炭素が充満した結果、死に至るケースがあります。

治療

高気圧酸素治療

神経症状があり、意識障害を呈していた場合は早急に2.5気圧の高気圧酸素療法90分を1～3回実施します。

大気圧下酸素吸入

高気圧酸素療法適応以外の症例は、12時間以上の大気圧下酸素吸入を実施します。

注意！
- 急性期症状から回復した後に、期間をおいてから再度中枢神経系の症状が出てくることがあります。

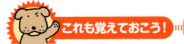 **これも覚えておこう！　受傷機転の重要性**

硫化水素中毒も一酸化炭素中毒も特殊な状況下で発生しており、その受傷機転を把握することは、その後の転機を決めるうえでも重要な情報となります。特に呼吸器系障害に関する症例は、時間との戦いが切迫しているため、治療までの時間が生死を分けるといっても過言ではありません。名探偵ぶりを発揮しましょう。

❖ 中毒への対応

基本的な対応

- すぐに薬液が付着した着衣を脱がせ，可能であれば除染（洗浄）します．
- 洗浄は石鹸と水で充分です．

吸気中の硫化水素濃度と症状[5]

吸気中の濃度（ppm）	症状と嗅覚に関する情報
0.003～0.02	嗅覚閾値
3～10	不快な臭気
10	作業環境許容濃度
20～30	強烈に不快な臭気（腐卵臭）
30	むかつくような甘い臭気
50	粘膜に対する刺激作用
50～100	気道・呼吸器系に対する刺激作用
100～200	嗅覚疲労
150～200	嗅覚麻痺
250～500	嘔気・嘔吐，下痢，肺水腫
500	不安，頭痛，失調，めまい，呼吸刺激，健忘，意識消失（ノックダウン）
500～1000	致死的呼吸麻痺，不整脈，神経麻痺，痙攣，急激な虚脱，死亡

血中一酸化炭素ヘモグロビン（COHb）濃度と症状

血中COHb濃度（%）	症状
0～10	なし，軽い頭痛，めまい
10～20	軽い頭痛，激しい運動時の息切れ
20～30	拍動性の頭痛，体動時の息切れ
30～40	激しい頭痛，悪心・嘔吐，判断力低下
40～50	頻脈，意識混濁，失神
50～80	意識消失，痙攣，呼吸不全，呼吸停止
80以上	致命的（即死）

第10章
救急領域の重要薬剤

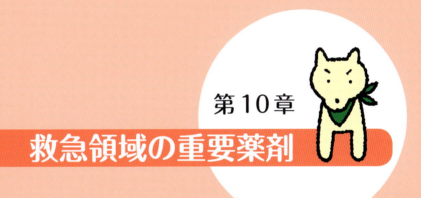

◆ 救急領域の重要薬剤

 ## 昇圧薬

一般名 主な商品名	外観	主な適応 禁忌	特徴
アドレナリン アドレナリン注0.1％シリンジ ボスミン®		心停止，アナフィラキシー，気管支喘息，急性低血圧の補助治療 ブチロフェノン・フェノチアジン系などの抗精神病薬，α遮断薬投与中	● $α_1$受容体刺激作用により末梢血管を強く収縮させるため，末梢血管抵抗が増大して血圧を上昇させる ● $β_1$受容体刺激作用により心収縮力を増強させる ● $β_2$受容体刺激作用による気管支拡張作用を有する
ノルアドレナリン ノルアドリナリン®		急性低血圧または敗血症性ショック時の補助治療 ハロゲン含有吸入麻酔薬（セボフレン®など）投与中	● $α_1$受容体刺激作用により末梢血管を強く収縮させるため，末梢血管抵抗が増大して血圧を上昇させる ● $β_1$受容体刺激作用により心収縮力を増強させる（アドレナリンよりは弱い）
ドパミン塩酸塩 イノバン® カコージン® カタボン®		急性循環不全，心拍出量低下による血圧低下，心原性ショック 褐色細胞腫	● 低用量…ドパミン受容体刺激作用により腸間膜血管と腎血管を拡張させて血流量を増加させることで利尿作用が起こる ● 中等量…$β_1$受容体刺激作用により心収縮力増加・心拍出量増加が起こる ● 高用量…$α_1$受容体刺激作用により全身の血管を収縮させ血圧上昇が起こる
ドブタミン塩酸塩 ドブポン® ドブトレックス®		急性循環不全における心収縮力増強，心不全，心原性ショック 肥大型閉塞性心筋症（特発性肥厚性大動脈弁下狭窄）	● 強い$β_1$受容体刺激作用による心収縮増強および心拍出量増加作用を有するが，心拍数を上げる作用はほとんどない（α受容体刺激作用はない） ● 5μg/kg/分以下では血管を拡張させ，体血管抵抗および肺血管抵抗を低下させる
バソプレシン ピトレシン®		心停止（保険適用外），カテコラミン不応の急性低血圧（保険適用外），食道静脈瘤出血の緊急処置，下垂体性または腎性尿崩症の鑑別診断，下垂体性尿崩症 冠動脈硬化症，急速な細胞外水分の増加が危険となるような病態（心不全，喘息，てんかんなど），血中窒素貯留のある慢性腎炎	● V_1受容体刺激作用（直接血管に作用して収縮）により血圧を上昇させる ● V_2受容体刺激作用（水の再吸収促進による尿量減少）を有する ● 半減期が10〜30分とカテコラミン類に比べて長い

救急領域の重要薬剤

 降圧・冠血管拡張薬

一般名 主な商品名	外観	主な適応 禁忌	特徴
ニコランジル シグマート®		急性心不全（慢性心不全の急性増悪期を含む），不安定狭心症	●冠動脈拡張作用，静脈拡張作用，動脈拡張作用を有する
		●重篤な肝・腎機能障害，脳機能障害，低血圧または心原性ショック ●アイゼンメンゲル症候群または原発性肺高血圧症，右室梗塞，脱水症状，神経循環無力症，閉塞隅角緑内障 ●ホスホジエステラーゼ5阻害作用を有する薬剤（シルデナフィルクエン酸塩，バルデナフィル塩酸塩水和物，タダラフィル），グアニル酸シクラーゼ刺激作用を有する薬剤（リオシグアト）投与中	
ニトロプルシドナトリウム水和物 ニトプロ®		手術時の低血圧維持，異常高血圧の救急処置	●血管拡張作用が強い（特に動脈）
		●脳の高度な循環障害，甲状腺機能不全，レーベル病，たばこ弱視，ビタミンB_{12}欠乏症，重篤な肝機能・腎機能障害，高度な貧血 ●ホスホジエステラーゼ5阻害作用を有する薬剤（シルデナフィルクエン酸塩，バルデナフィル塩酸塩水和物，タダラフィル），グアニル酸シクラーゼ刺激作用を有する薬剤（リオシグアト）投与中	
ニカルジピン塩酸塩 ペルジピン®		手術時の異常高血圧の救急処置，高血圧性緊急症，急性心不全（慢性心不全の急性増悪を含む）	●動脈拡張作用，冠動脈拡張作用を有する
		急性心不全において，高度な大動脈弁狭窄・僧帽弁狭窄，肥大型閉塞性心筋症，低血圧，心原性ショックを有する場合，発症直後で病態が安定していない重篤な急性心筋梗塞	
ジルチアゼム塩酸塩 ヘルベッサー®		頻脈性不整脈（上室性），手術時の異常高血圧の救急処置，高血圧性緊急症，不安定狭心症	●末梢動脈拡張作用と心拍数低下・心収縮力減弱作用を有する
		重篤な低血圧，心原性ショック，うっ血性心不全，心筋症，Ⅱ度以上の房室ブロック，洞不全症候群	
ニトログリセリン ミリスロール®		手術時の低血圧維持，異常高血圧の救急処置，急性心不全（慢性心不全の急性増悪期を含む），不安定狭心症	●静脈拡張作用・冠動脈拡張作用を有する
		●閉塞隅角緑内障，高度な貧血 ●ホスホジエステラーゼ5阻害作用を有する薬剤（シルデナフィルクエン酸塩，バルデナフィル塩酸塩水和物，タダラフィル），グアニル酸シクラーゼ刺激作用を有する薬剤（リオシグアト）投与中	

◆ 救急領域の重要薬剤

 ## 抗不整脈薬

一般名 主な商品名	外観	主な適応 禁忌	特徴
アミオダロン塩酸塩		心室細動，血行動態不安定な心室頻拍，電気的除細動抵抗性の心室細動あるいは無脈性心室頻拍による心停止	●劇薬に分類される ●25℃以下で遮光保存する ●Vaughan Williams分類クラスIII群 ●心筋のK^+チャネル遮断作用，Na^+チャネル遮断作用，Ca^{2+}チャネル遮断作用および抗アドレナリン作用を併せ持つ
アンカロン®		●洞性徐脈，洞房ブロック，重度伝導障害，またはペースメーカーを使用していない洞不全症候群 ●血行動態不安定な心室細動または心室頻拍発作中を除く循環虚脱または重篤な低血圧 ●併用禁忌薬投与中（非常に多いため確認が必要） ●重篤な呼吸不全 ●本剤またはヨウ素に対し過敏症既往歴のある場合など ※ただし，心停止時はこの限りでない	
アデノシン三リン酸二ナトリウム水和物		●保険適用…頭部外傷後遺症，心不全，各種神経筋疾患など ●保険適用外…安定した発作性上室性頻拍の治療，発作性上室性頻拍と心房粗動の鑑別など	●冷所に保存する ●Sicilian Gambit分類上の抗不整脈薬 ●房室結節伝導の抑制，洞結節調律の抑制，交感神経終末からのノルアドレナリン放出阻害などにより抗不整脈作用を発揮する
アデホスコーワ® トリノシン®		脳出血直後，不安定狭心症，II度・III度房室ブロック，洞不全症候群，QT延長，高度な低血圧，代償不全の心不全，喘息などの気管支攣縮性肺疾患やその疑いのある場合など	
ベラパミル塩酸塩		頻脈性不整脈（発作性上室性頻拍，発作性心房細動，発作性心房粗動）	●劇薬に分類される ●Vaughan Williams分類クラスIV群 ●非ジヒドロピリジン系Ca^{2+}拮抗薬 ●房室結節伝導を遅らせ，房室結節の不応性を増大させる ●陰性変力作用薬
ワソラン®		重篤な低血圧，心原性ショック，高度の徐脈，洞房ブロック，房室ブロック（II，III度），重篤なうっ血性心不全，急性心筋梗塞，重篤な心筋症，β遮断薬の静注投与中，本剤過敏症既往歴	
ランジオロール塩酸塩		心機能低下例における頻脈性不整脈，手術時・手術後の頻脈性不整脈に対する救急処置	●劇薬に分類される ●Vaughan Williams分類クラスII群 ●短時間作用型$β_1$選択的遮断薬 ●交感神経の緊張を減少させることにより，房室伝導速度が遅くなり，房室結節の不応が増加する ●心筋に対する抗炎症作用や抗酸化作用を持つことが報告されている
オノアクト®		心原性ショック，糖尿病性ケトアシドーシス，代謝性アシドーシス，II度以上の房室ブロック，徐脈性不整脈，肺高血圧症による右心不全，未治療の褐色細胞腫，本剤過敏症既往歴など	

救急領域の重要薬剤

一般名 主な商品名	外観	主な適応 禁忌	特徴
アトロピン硫酸塩水和物		迷走神経性，その他徐脈および房室伝導障害，有機リン系殺虫剤・副交感神経興奮剤の中毒，胃腸の痙攣性症状，運動亢進，また麻酔前投薬など	●劇薬に分類される ●抗コリン作用を持ち，副交感神経の作用を抑制する
アトロピン硫酸塩		緑内障，前立腺肥大による排尿障害，麻痺性イレウス，本剤過敏症既往歴	

◆ 救急領域の重要薬剤

鎮痛薬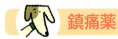

一般名 主な商品名	外観	主な適応 禁忌	特徴
モルヒネ塩酸塩水和物		●全投与方法…激しい疼痛時における鎮痛・鎮静，中等度以上の癌性疼痛 ●皮下および静脈内投与…激しい咳嗽発作における鎮咳，激しい下痢症状の改善および手術後などの腸管蠕動運動の抑制，麻酔前投与・麻酔の補助	●麻薬性オピオイド鎮痛薬，劇薬に分類される ●鎮痛・鎮静以外にも下痢や鎮咳にも使用される ●剤形…錠剤，坐剤，粉末などもある
モルヒネ塩酸塩		●全投与方法…重篤な呼吸抑制・肝障害，急性アルコール中毒，出血性大腸炎など ●硬膜外投与およびクモ膜下投与…敗血症など	
フェンタニルクエン酸塩		全身麻酔における鎮痛，局所麻酔における鎮痛補助，激しい疼痛に対する鎮痛	●麻薬性オピオイド鎮痛薬，劇薬に分類される ●主に術中・術後の疼痛管理として持続静脈内投与で使用される ●剤形…貼付剤や舌下錠などもある
フェンタニル		●全投与方法…呼吸抑制を起こしやすい患者，痙攣発作の既往，喘息など ●硬膜外投与およびクモ膜下投与…敗血症など	
塩酸ペンタゾシン		●15mg：筋肉内投与，皮下投与…術後，各種癌，心筋梗塞，胃・十二指腸潰瘍，腎・尿路結石，閉塞性動脈炎，胃・尿管・膀胱検査器具使用時における鎮痛 ●15mgおよび30mg：筋肉内投与，皮下投与，静脈内投与…麻酔前投薬および麻酔補助	●非麻薬性オピオイド鎮痛薬，劇薬，向精神薬，習慣性医薬品に分類される ●主に術後の疼痛や検査時の鎮痛に使用される ●剤形…錠剤もある
ソセゴン® ペンタジン®		重篤な呼吸抑制，頭蓋内圧上昇，頭部外傷など	
ブプレノルフィン塩酸塩		術後，各種癌，心筋梗塞における鎮痛，麻酔補助	●非麻薬性オピオイド鎮痛薬，劇薬，向精神薬，習慣性医薬品に分類される ●主に術後や癌による疼痛に使用される ●剤形…坐剤や貼付剤などもある
レペタン®		重篤な呼吸抑制・肺機能障害・肝機能障害，頭蓋内圧上昇，妊婦・妊娠している可能性のある女性など	
アセトアミノフェン		経口製剤および坐剤の投与が困難な場合における疼痛および発熱	●非オピオイド鎮痛薬，劇薬に分類される ●主に術後の疼痛や発熱時などに使用される ●剤形…錠剤や細粒，坐剤，シロップなどもある
アセリオ®		重篤な肝機能障害・腎機能障害・心機能不全・血液の異常，消化性潰瘍，アスピリン喘息など	

鎮静薬

一般名 / 主な商品名	外観	主な適応 / 禁忌	特徴
ミダゾラム		集中治療における人工呼吸器管理下の鎮静，全身麻酔の導入および維持など	●鎮痛作用はない
ドルミカム® ミダゾラム		一部のHIV治療薬（HIVプロテアーゼ阻害薬）使用中，急性隅角緑内障など	
プロポフォール		全身麻酔の導入および維持，集中治療における人工呼吸器管理下の鎮静	●投与量から血中濃度の計算を行い，血中濃度を正しく予測する機能（ディプリフューザーTCI）を活用する場合は，投与方法が異なる ●脂肪性製剤のため，小まめな注射ルートの交換が必要である
ディプリバン® プロポフォール		妊産婦，小児	
デクスメデトミジン塩酸塩		集中治療における人工呼吸器管理下および離脱後の鎮静，局所麻酔化における非挿管での手術および処置時の鎮静	●早期抜管患者の24時間以内の鎮静作用が適応となる
プレセデックス®		循環動態が不安定（低血圧・徐脈など）	

❖ 救急領域の重要薬剤

抗痙攣薬

一般名 / 主な商品名	外観	主な適応 / 禁忌	特徴
ジアゼパム		痙攣の抑制，不安・興奮・抑うつの軽減	●痙攣症状発現の緊急時に頻用される
セルシン® ホリゾン®		急性狭隅角緑内障，重症筋無力症，HIVプロテアーゼ阻害薬（リトナビル）投与中	
レベチラセタム		てんかん患者の部分発作，他の抗てんかん薬で十分な効果が認められないてんかん患者の強直間代発作に対する抗てんかん薬の併用療法	●近年，急性期領域において頻用される抗痙攣薬の代表格である
イーケプラ®		本剤過敏症既往歴	

必ず個々の添付文書を参照し，その内容を十分に把握した上でご利用ください（情報は2017年12月現在のものです）．本書では最新の情報を踏まえ，正確を期すように努めておりますが，医学・医療の進歩により，記載内容は変更されることがあります．その場合，従来の治療や薬剤の使用による不測の事故に対し，当社はその責を負いかねます．

■引用・参考文献

1章

1) 日本救急看護学会監修. 外傷初期看護ガイドライン JNTEC. 改訂第3版. 東京, へるす出版, 2014, 238-43.
2) 鈴木和子ほか. 家族看護学：理論と実践. 東京, 日本看護協会出版会, 2003, 170-97.
3) 安藤俊介. ナースのイラッ！ムカッ！ブチッ！の解消法59例. 愛知, 日総研出版, 2013, 10-17.
4) 三島徳雄ほか. 看護に活かす積極的傾聴法：こころが通い合うコミュニケーションをめざして. 大阪, メディカ出版, 2001, 5-13.
5) 太田加世. 新任師長のための看護マネジメント. 東京, 医学書院, 2016, 52-55.

2章

1) 日本救急医学会ほか監修. 緊急度判定支援システム JTAS 2017 ガイドブック. 東京, へるす出版, 2017, 84p.
2) 日本救急看護学会監修. 看護師のための院内トリアージテキスト. 東京, へるす出版, 2012, 179p.
3) 林寛之. Dr.林のワクワク救急トリアージ：臨床推論の1st step！. 大阪, メディカ出版, 2014, 263p.
4) 日本救急看護学会監修. 外傷初期看護ガイドライン JNTEC. 改訂第3版. 東京, へるす出版, 2014, 325p.
5) 山勢博彰. 救急看護学. 第5版. 東京, 医学書院, 2013, 366p, (系統看護学講座, 別巻).

3章

1) 則末泰博. ベッドサイドで使える低酸素血症の呼吸病態生理学. INTENSIVIST. 5 (4), 2013, 695-704.
2) 島田二郎. 急性呼吸不全. 救急医学. 37 (6), 2013, 655-61.
3) 柴山美紀根. 異常呼吸. 救急医学. 37 (6), 2013, 639-43.
4) 氏家良人編著. 呼吸管理の知識と実際. 大阪, メディカ出版, 2003, 37-39.
5) 日本呼吸器学会肺生理専門委員会／日本呼吸管理学会酸素療法ガイドライン作成委員会編. 酸素療法ガイドライン. 東京, メディカルレビュー社, 2006, 26-46.
6) 長尾大志. やさしイイ血ガス・呼吸管理. 東京, 日本医事新報社, 2017, 18-20.
7) 3学会合同呼吸療法認定士認定員会. 3学会合同呼吸療法認定士認定制度10周年記念 第10回3学会合同呼吸療法認定士認定講習会テキスト. 東京, 3学会合同呼吸療法認定士認定員会事務局, 2005, 95-105.
8) 長尾大志. ナースのための血ガス講座. エキスパートナース. 32 (9), 2016, 11-35.
9) 安宅一晃ほか. 重症患者もこわくない！はじめてさんのための血ガス読み方講座. 呼吸器ケア. 15 (6), 2017, 8-45.
10) 日本呼吸器学会肺生理専門委員会. Q&A パルスオキシメータハンドブック. 2014, 31p.
11) 瀧健治. 呼吸管理に活かす呼吸生理. 東京, 羊土社, 2006, 24-29.
12) American Heart Association. 心肺蘇生と心血管治療のためのガイドラインアップデート2015ハイライト. 2015, 14.
13) 松島久雄. 緊急気道確保：器具と外科的処置③気管切開. 日本臨床麻酔学会誌. 34 (4), 2014, 622.
14) 坂井健雄ほか. プロメテウス解剖学コア アトラス. 第2版. 東京, 医学書院, 2015, 599.

4章

1) 日本救急医学会監修. 救急診療指針. 改訂第4版. 東京, へるす出版, 2011, 793p.
2) 日本産科婦人科学会ほか. 産科危機的出血への対応ガイドライン. 2010.
3) 日本蘇生協議会. JRC 蘇生ガイドライン2015オンライン版. 2016.
4) 勝見敦ほか. エキスパートナース・ガイド：急変時対応とモニタリング. 東京, 照林社, 2009, 219-25.
5) 矢野邦夫監訳. 血管内留置カテーテル由来感染の予防のためのCDCガイドライン2011. http://www.medicon.co.jp/customer/?m=CDCg (2017年9月1日閲覧)
6) 鈴木利保ほか. 動脈穿刺／動脈圧測定（総論）. Life Support and Anesthesia. 14 (7), 2007, 629-45.
7) 佐藤憲明. ドレーン・チューブ管理＆ケアガイド. 東京, 中山書店, 2014, 224p.
8) 横林賢一ほか. 改訂レジデント技術全書：ER・急変時の検査と処置, これだけ, ここまで. 東京, シービーアール, 2015, 10-23.
9) 岩切由紀. "血液検査". 救急看護の基本技術.

Emergency Nursing 夏季増刊. 2004, 56-7.
10）石川哲也ほか. 循環器診療における血清心筋トロポニンT測定の意義. 医療. 55（11）, 2001, 529-37.
11）Tang, WHW. et al. National Academy of Clinical Biochemistry Laboratory Medicine practice guidelines: Clinical utilization of cardiac biomarker testing in heart failure. Circulation. 116 (5), 2007, 99-109.
12）佐藤幸人ほか. 心不全における心筋トロポニン測定：バイオマーカーから遠隔モニタリングまで. 日本心臓病学会学術集会. 7（2）, 2012, 146-51.
13）道又元裕. ICUディジーズ. 東京, 学研, 2015, 301.
14）同13）343.
15）三木隆弘. 救急ICUのME機器らくらく攻略ブック. 大阪, メディカ出版, 2016, 33.
16）厚生労働省医薬食品局. 「輸血療法の実施に関する指針」及び「血液製剤の使用指針」の一部改定について. 2012. http://www.mhlw.go.jp/new-info/kobetu/iyaku/kenketsugo/tekisei120319.html（2017年11月閲覧）.
17）日本麻酔科学会, 日本輸血・細胞治療学会編. 危機的出血への対応ガイドライン. 2007. http://www.anesth.or.jp/guide/pdf/kikitekiGL2.pdf（2017年11月閲覧）.
18）同13）, 349.
19）日本蘇生協議会監修. "成人の二次救命処置". JRC蘇生ガイドライン2020. 東京, 医学書院, 2020, 48-55.
20）佐藤憲明. 救急看護の必須知識：心肺蘇生のABC. 呼吸器&循環器ケア. 6（5）, 2006, 78-83.
21）佐藤憲明. "主要病態に対する救急処置と看護". 救急看護学. 東京, 医学書院, 2014, 160-75,（系統看護学講座, 別巻）.
22）佐藤憲明. 早わかり心肺蘇生法ACLS. Expert Nurse. 22（10）, 2006, 42-9.

5章

1）日本救急医学会. 標準救急医学. 第5版. 東京, 医学書院, 2014, 157-62.
2）妹尾聡美. ドクターの読影がわかる！疾患予測に役立つ！救急画像らくはやマスター ～理解度チェック！炎の画像読解ノックつき：CT画像を読みこなそう. Emergency Care. 29（7）, 2016, 617-9.
3）八神俊明. ドクターの読影がわかる！疾患予測に役立つ！救急画像らくはやマスター～理解度チェック！炎の画像読解ノックつき：MRI画像を読みこなそう. Emergency Care. 29（7）, 2016, 630-3.
4）久志本成樹. ケアに使える画像の見方. 東京, 照林社, 2008, 33-42.
5）前田正幸. 画像検査の基本：CT. 脳神経疾患の画像の見かた. ブレインナーシング2010年夏季増刊, 2010, 12.
6）松本学. 頭部外傷：急性硬膜下血腫. 脳神経疾患の画像の見かた. ブレインナーシング2010年夏季増刊, 2010, 187.
7）伊藤康幸. 画像所見：臨床病型別の画像読影の基本. 決定版まるごと一冊！脳梗塞. ブレインナーシング2012年夏季増刊, 2012, 120.
8）相間知子. 実録！隣のSCUカンファレンス. ブレインナーシング. 30（1）, 2014, 88.
9）丹下大祐. "脳卒中初期診療のアルゴリズム". ISLSコースガイドブック. 第1版. ISLSコースガイドブック編集員会編. 東京, へるす出版, 2006, 19-22.
10）前田剛ほか. 頭部外傷治療の基本とトピックス：重症頭部外傷ガイドライン2013アップデート. 脳外誌. 22（11）, 2013, 831-6.
11）高橋裕子. ICPモニターの装着・モニタリング方法. ブレインナーシング. 30（3）, 2014, 27-30.
12）コッドマンICPセンサー（マイクロセンサー）添付文書.
13）近藤靖子編著. はじめての脳神経外科看護. 大阪, メディカ出版, 2014, 110.
14）上道真美ほか. これならわかる！脳神経外科ドレーン管理. 大阪, メディカ出版, 2014, 80p.
15）藤野智子ほか. ドレーン管理：看るべきところがよくわかる. 東京, 南江堂, 2014, 164p.

6章

1）佐藤憲明. イチから始める外傷救護 共通理解を得るために：JNTECとは. Emergency Care. 22（4）, 2009, 349-54.
2）日本救急看護学会監修. 外傷初期看護ガイドラインJNTEC. 改訂第4版. 東京, へるす出版, 2014, 325p.
3）日本外傷学会・日本救急医学会監修. 外傷初期診療ガイドラインJATEC. 改訂第6版. 東京, へるす出版, 2017, 338p.
4）日本外傷学会・日本救急医学会監修. 脊椎・脊髄外傷.

外傷初期診療ガイドライン JATEC. 改訂第4版. 東京, へるす出版, 2012, 145-63.
5) JPTEC協議会編著. JPTECガイドブック. 東京, へるす出版, 2010, 249p.
6) 日本外傷学会・日本救急医学会監修. "初期診療総論：C 循環評価および蘇生と止血". 外傷初期診療ガイドライン JATEC. 改訂第4版. 東京, へるす出版, 2013, 7-8.
7) JPTEC協議会編著. "基本手技：止血". JPTECガイドブック. 改訂第2版. 東京, へるす出版, 2017, 112-5.
8) American Heart Association. "外傷による緊急事態：外出血 heartsaver FIRSTAID CPRAED 受講者ワークブック". AHAガイドライン2015準拠. 東京, シナジー, 2017, 39-42.
9) 西村匡司編集. ER・ICUにおける手技の基本と実際：ベテランに学ぶトラブル回避法. 救急・集中治療. vol.29 臨時増刊号, 2017, 89-94.
10) 村田雅和ほか. 整形外科と災害外科. 59 (1), 2010, 77-81.
11) 日野原重明ほか監修. 救急. 東京, 中山書店, 2007, 302, 320-24, (看護のための最新医学講座, 25).
12) 中村利孝ほか. 標準整形外科学. 第13版. 東京, 医学書院, 2017, 1039p.
13) 内田淳正ほか. カラー写真で見る！骨折・脱臼・捻挫. 改訂版. 東京, 羊土社, 2010, 172p, (ビジュアル基本手技, 2).
14) 公益社団法人整形外科学会HP：https://www.joa.or.jp/index.html (2017年11月閲覧).

7章

1) 医療情報科学研究所. 消化器. 東京, メディックメディア, 2009, 36-205, 217, (病気がみえる, 1).
2) 鈴木秀和ほか. プライマリケア編：消化器病編. 東京, ライフサイエンス, 2008, 7-34, (レジデント・コンパスシリーズ).
3) 志賀元ほか. 救急医療パーフェクトマニュアル. 東京, 羊土社, 2002, 107-11.
4) 中塚昭男. イレウス. Emergency Care. 25 (9), 2012, 23.
5) 松田潔. "SBチューブ挿入". 救急診療指針. 改定第4版. 日本救急医学会監修. 東京, へるす出版, 2015, 244-6.
6) クリエートメディック株式会社. EVチューブ (S-Bチューブ42型). 医療機器承認番号 16200BZZ 00412000. 2009.
7) メディアンネット. S-Bチューブ. http://www.mediannet.jp/test/test_15_10. (2017年8月閲覧).

8章

1) 日本救急医学会. 熱中症診断ガイドライン2015. http://www.mhlw.go.jp/file/06-Seisakujouhou-10800000-Iseikyoku/heatstroke2015.pdf (2017年11月閲覧).
2) American Heart Association. 心肺蘇生と救急心血管治療のための2015ハイライト. https://eccguidelines.heart.org/wp-content/uploads/2015/10/2015-AHA-Guidelines-Highlights-Japanese.pdf (2017年11月閲覧).
3) 環境省. 環境省熱中症予防情報サイト. http://www.wbgt.env.go.jp/ (2017年11月閲覧).
4) 環境省. 熱中症環境保健マニュアル. http://www.wbgt.env.go.jp/heatillnes_manual.php (2017年11月閲覧).
5) 金田浩太郎ほか. 血管内冷却システムによる心肺蘇生後脳低温療法：体表冷却と冷却効果の比較. 日本集中治療医学会学会誌. 15, 2008, 189-95.
6) Robert, SH. et al. Heat Stroke Treatment & Management. MedScape. Updated：May18 2017.
7) 日本救急医学会 熱中症に関する委員会. 本邦における低体温症の実際：Hypothermia STUDY2011 最終報告. 日本救急医学誌. 24, 2013, 377-89.
8) 阿南英明. 環境性体温異常：偶発性低体温症, 熱中症. 日本内科学会誌. 102, 2013, 168-73.
9) 久保山一敏ほか. 周手術期の低体温「臨床編」治療的低体温：わかっていることいないこと Knowledge gapの解消はまだこれから. LiSA. 19 (1), 2012, 46-50.
10) 河野安宣ほか. 周手術期の低体温「基礎編」中枢神経系への低体温の影響：低体温は麻酔科医にとって敵？それとも味方？. LiSA. 19 (1), 2012, 8-13.
11) 呉行弼. 感覚器の疾患・そのほか：低体温症. medicina. 48 (11), 2011, 661-4.
12) 金田浩太郎ほか. 血管内冷却システムによる心肺蘇生後脳低温療法：体表冷却と冷却効果の比較. 日本集中治療医学会学会誌. 15, 2008, 189-95.
13) 大橋留美ほか. "低体温療法の看護". 低体温療法：病態から患者管理まで. 山本保博ほか編. 東京, へるす出

版，1998．
14）村上香織．低体温療法施行患者の看護．循環器ナーシング．2015.6月号．

9章

1) ローリ・シューマッハほか．これだけはおさえておきたいクリティカルケア看護．井上智子監修．東京，ガイアブックス，2013，104-11．
2) 森博美ほか編．急性中毒：ハンドファイル．東京，医学書院，2011，55-8．
3) 日本中毒学会．http://jsct-web.umin.jp/link/standardtreatment/ 急性中毒の標準治療（2017年9月1日閲覧）．
4) 山本保博ほか監修．災害医学．東京，南江堂，2002，66-7．
5) 日本中毒情報センター．医師向け中毒情報 概要【硫化水素】Ver.1.08 http://www.j-poison-ic.or.jp/ippan/O16200_0108_3.pdf（2017年9月9日閲覧）．
6) 第一三共株式会社．亜硝酸アミル「第一三共」添付資料．2016年9月改訂（第11版）．
7) 合志清隆．急性一酸化炭素中毒の治療の現状と課題．日職災医誌．56，2008，131-4．
8) 藤田基ほか．一酸化炭素中毒間歇型の病態と予防．日集中医誌．20，2013，373-9．

10章

1) 名倉弘哲．救急ナースのお薬早調べ帳．Emergency Care．30（11），2017，5-62．

さくいん

数字・欧文

3度房室ブロック ………… 66
5大胸痛 ………… 26
A-aDO$_2$ ………… 35
ABCD ………… 19
ABCDE ………… 22
ABCの評価（熱傷）………… 97
ADC→拡散係数画像
after drop ………… 117
AIUEOTIPS ………… 26
ALS→二次救命処置
ARDS ………… 38
Artzの基準 ………… 96
A評価 ………… 22
BI→熱傷指数
BLS→一次救命処置
B評価 ………… 22
CPP→脳灌流圧
CPR→心肺蘇生
CT ………… 69
CTR→心胸郭比
C評価 ………… 23
DIC ………… 114
DWI→拡散強調画像
D評価 ………… 23
E評価 ………… 24
FLAIR ………… 70
free air ………… 101
GCS ………… 24
Head to Toe ………… 25
HOT LINE ………… 120
ICPセンサー ………… 72
ISLSアルゴリズム ………… 71
JCS ………… 24
JNTECアルゴリズム ………… 81
kerckringヒダ ………… 102
Level one ………… 120
LQQTSFA ………… 13
MDRPU→医療関連機器圧迫損傷
MIST ………… 12
MRI ………… 69
NPPV ………… 46
　　──の適応疾患 ………… 47
　　──マスク ………… 48

OPQRST ………… 20
PaO$_2$ ………… 35
PBI→予後熱傷指数
primary survey ………… 80, 82
rewarming shock ………… 117
SAMPLE ………… 20
SaO$_2$ ………… 35
S-Bチューブ ………… 108
secondary survey ………… 80, 82
Syock Index ………… 51
SI→ショック指数
SpO$_2$とSaO$_2$の違い ………… 36
T1強調画像 ………… 70
T2強調画像 ………… 70
TAFな3X ………… 26, 84

あ行

亜硝酸塩療法 ………… 124
圧迫固定 ………… 84
圧迫止血 ………… 88
意識障害 ………… 68
異常呼吸 ………… 23
胃・食道静脈瘤破裂 ………… 100
胃洗浄 ………… 120, 123
　　──禁忌薬剤 ………… 123
一次救命処置 ………… 62
一次評価 ………… 22
　　──のアルゴリズム ………… 22
一酸化炭素中毒 ………… 125
医療関連機器圧迫損傷 ………… 47
イレウス ………… 101
飲水量の目安（熱中症）………… 113
院内トリアージ ………… 18
ウォームショック ………… 50
ウォームエアスプレー法 ………… 112
受け入れ準備 ………… 11
エコー→超音波検査
エスマルヒ駆血帯 ………… 89
オーバードレナージ ………… 78
音響陰影 ………… 106
温風マット ………… 119

か行

外固定（骨折）………… 92

外耳孔 ………… 78
外傷患者 ………… 79
外傷初期診療 ………… 80
介達牽引 ………… 94
外用剤（熱傷）………… 97
加温・加湿器 ………… 120
拡散強調画像 ………… 70
拡散係数画像 ………… 70
家族対応 ………… 15
活性炭注入 ………… 123
活動性出血 ………… 88
下部内視鏡 ………… 104
カプノグラム ………… 37
カプノメータ ………… 37
肝機能 ………… 58
環境調整 ………… 12
間質性肺炎 ………… 38
患者搬送までに行うこと ………… 80
間接圧迫止血法 ………… 89
感染管理 ………… 20
奇異呼吸 ………… 83
気管挿管 ………… 64
気管チューブによる人工呼吸の合併症
　　………… 46
気胸 ………… 39, 44
聴くスキル ………… 16
起座呼吸 ………… 33
気道確保 ………… 33, 40
気道評価 ………… 22
ギプス固定 ………… 92
キャストフレックス ………… 93
救急看護とは ………… 10
救急患者の特徴 ………… 13
急性医薬品中毒 ………… 122
急性硬膜下血腫 ………… 69
急性呼吸不全 ………… 32
急性循環不全 ………… 49
急性膵炎（超音波）………… 106
急性胆嚢炎（超音波）………… 105
急性虫垂炎（超音波）………… 105
急性腹症 ………… 100
急速輸液 ………… 60
救命の連鎖 ………… 62
胸腔ドレーン ………… 44
　　──トラブル対応 ………… 45
胸骨圧迫 ………… 63, 64

胸水 … 44	骨折 … 92	腎機能 … 58
胸部の観察 … 26	──に伴う推定出血量 … 93	心胸郭比 … 39
胸部レントゲン … 38	骨内医薬品注入キット … 54	心筋トロポニン … 59
緊急気管切開 … 40	骨盤外傷 … 85	神経学的障害評価 … 23
緊急度・重症度 … 14	骨盤固定 … 85	神経障害（骨折固定による） … 93
緊急度レベル判定 … 18, 20	──スリング … 85	人工心肺装置 … 120
空気止血帯 … 89	骨盤の観察 … 27	心室細動 … 65
偶発性低体温症 … 115	コミュニケーションに時間がかかる家族への対応 … 16	心室頻拍 … 65
──の治療 … 116		身体診察 … 20
クッシング現象 … 72	コンパートメント症候群 … 90	心タンポナーデ … 56
クランプ開放の確認 … 78		心停止アルゴリズム … 62
頸椎装具 … 86	**さ行**	心嚢穿刺 … 56
軽度低体温 … 116		心嚢ドレナージ … 56
経皮的気管切開 … 40	最初の5分で行うこと … 82	心肺蘇生 … 62
経皮ペーシング … 66	再評価 … 20	──の質の評価 … 37
頸部の観察 … 26	──時間 … 19	心拍再開後の管理 … 64
激怒する家族への対応 … 16	細胞外液補充液 … 60	深部体温のモニタリング … 114
下血 … 100	酸塩基平衡 … 35	髄液検査 … 74
血圧クイックチェック … 23	酸素投与 … 33	髄液量の変化 … 78
血液ガス検査 … 58	シーネ固定 … 92	髄液漏 … 76
──からわかること … 35	止血帯法 … 89	髄膜炎における細胞所見 … 75
──の落とし穴 … 124	止血点圧迫法 … 89	水抑制画像 … 70
血液凝固・線溶系 … 58	四肢の観察 … 27	頭蓋底骨折 … 76
血液検査（急性循環不全） … 58	私物の管理 … 12	頭蓋内圧管理 … 72
血液浄化装置 … 120	重症感の評価 … 19	スタンダードプリコーション … 11
血液分布異常性ショック … 58	重症呼吸不全 … 33	スプリント固定 … 92
血管収縮薬 … 64	十二指腸穿孔 … 101	すりガラス様陰影 … 38
血胸 … 44	出血 … 88	脊髄損傷 … 86
──に対する開胸手術の適応 … 45	出血性ショック … 58	穿刺孔の閉鎖（輪状甲状靱帯穿刺） … 43
血算 … 58	循環評価 … 23	
血糖値 … 58	昇圧薬 … 128	全身固定 … 87
牽引療法（大腿骨骨折） … 94	消化管穿孔 … 101	
検査（二次評価） … 27	消化器内視鏡検査 … 103	**た行**
減張切開 … 90	上気道閉塞 … 22	
降圧・冠血管拡張薬 … 129	小腸イレウス … 102	第一印象 … 19, 22, 82
高感度トロポニンテスト … 59	上部内視鏡 … 103	大気圧下酸素吸入 … 125
高気圧酸素治療 … 125	情報収集 … 11	大後頭孔ヘルニア … 75
抗痙攣薬 … 134	食道挿管の発見 … 37	代償
高度低体温 … 116	除細動 … 63, 65	──（呼吸） … 35
抗不整脈薬 … 64, 130	ショック … 50	──（低酸素） … 33
コールドショック … 50	──サイン … 27	低体温療法 … 114
呼吸管理 … 33	──指数 … 23, 51	大腸イレウス … 102
呼吸評価 … 22	──体位 … 51	大動脈瘤 … 39
呼吸不全の分類 … 32	──の5P … 23, 50	脱衣と外表・体温 … 24
骨髄針の深さ（小児） … 55	初療室入室までに行うこと … 82	多発肋骨骨折 … 83
骨髄内輸液法 … 54	心機能 … 59	ダブルリング試験 … 76

胆石症（超音波）	106
致死的胸部外傷	26, 84
中枢加温方法	117
中等度低体温	116
中毒	121
超音波検査	105
腸間膜動脈塞栓症	102
腸閉塞	101
直接圧迫止血法	88
直達牽引	94
直腸内視鏡	104
鎮静薬	133
鎮痛薬	132
低体温	24
——症	115
適合血	61
デブリドマン	91
電話トリアージ	13
疼痛管理（熱傷）	97
頭部・顔面の観察	25
動脈血液ガス分析	34
動脈穿刺	34
動脈ライン	
——穿刺血管	52
——の確保	52
——の管理	53
吐血	100
トライエージDOA	122
トランスデューサーキット	52
トリアージ	13, 18
——ナース	18
——の判断プロセス	21
——レベルを上げる	21
——レベル分類	18
努力呼吸	33
トロポニンテスト	59

な行

二次救命処置	64
二次評価	25
——のアルゴリズム	25
日射病	112
尿管結石（超音波）	107
尿試験紙検査	76
熱痙攣	112
熱射病	114
熱傷	
——指数	96
——処置	96
——の重症度	96
熱中症	112
熱疲労	113
脳灌流圧	72
脳梗塞	69
脳室ドレナージ	77
脳出血	69
脳卒中初期診療アルゴリズム	71
脳ヘルニア	24
——徴候	68

は行

肺血栓塞栓症	58
肺野の異常	38
バックボード	87
パルスオキシメータ	36
搬送	28
判断基準（ショック）	50
脾損傷（超音波）	107
標準予防策	11
腹部画像検査	101
腹部の観察	27
プライバシーの保護	12
ブランケット	118
フレイルチェスト	83
ペースメーカーの分類コード	66
膀胱洗浄	120
ホットライン	12

ま行

マスクフィッティング	47
待ち時間のトラブル	14
モビッツⅡ型	66
問診	20
——時の留意点	13

や行

薬剤投与の注意点（低体温）	117
ヤコビー線	74
輸液	60
輸血	61
——・輸液加温システム	60
陽圧換気時の観察	84
用手固定	86
腰椎穿刺	74
——の禁忌	75
予後熱傷指数	96

ら行

硫化水素中毒	124
輪状甲状靱帯穿刺	42

はじめての救急看護―カラービジュアルで見てわかる！

2018年2月15日発行　第1版第1刷
2022年6月10日発行　第1版第3刷

　　編　者　佐藤　憲明
　　発行者　長谷川　翔
　　発行所　株式会社メディカ出版
　　　　　　〒532-8588
　　　　　　大阪市淀川区宮原3-4-30
　　　　　　ニッセイ新大阪ビル16F
　　　　　　https://www.medica.co.jp/
　　編集担当　石上純子
　　装　　幀　株式会社くとうてん
　　本文イラスト　ニガキ恵子／八代映子
　　印刷・製本　株式会社シナノ パブリッシング プレス

©Noriaki SATO, 2018

本書の複製権・翻訳権・翻案権・上映権・譲渡権・公衆送信権（送信可能化権を含む）は、（株）メディカ出版が保有します。

ISBN978-4-8404-6506-9　　　　　　　　　　　　　　　Printed and bound in Japan

当社出版物に関する各種お問い合わせ先（受付時間：平日9：00～17：00）
●編集内容については、編集局 06-6398-5048
●ご注文・不良品（乱丁・落丁）については、お客様センター 0120-276-115